华西外科临床基本技能操作手册

HUAXI WAIKE LINCHUANG JIBEN JINENG CAOZUO SHOUCE

程南生 胡建昆 董强 主编

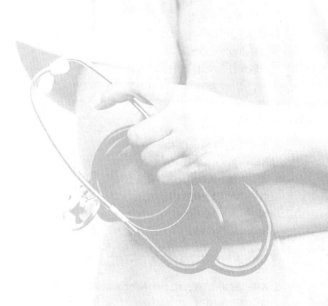

四川科学技术出版社

图书在版编目（CIP）数据

华西外科临床基本技能操作手册 / 程南生, 胡建昆,
董强主编. -- 成都：四川科学技术出版社, 2023.8
ISBN 978-7-5727-1108-4

Ⅰ.①华… Ⅱ.①程… ②胡… ③董… Ⅲ.①外科学
—手册 Ⅳ.①R6-62

中国国家版本馆CIP数据核字（2023）第146811号

华西外科临床基本技能操作手册

HUAXI WAIKE LINCHUANG JIBEN JI NENG CAOZUO SHOUCE

主　　编　程南生　胡建昆　董　强
出 品 人　程佳月
策划组稿　钱丹凝
责任编辑　税萌成
封面设计　筱　亮
责任出版　欧晓春
出版发行　四川科学技术出版社
　　　　　成都市锦江区三色路238号　邮政编码 610023
　　　　　官方微博: http://weibo.com/sckjcbs
　　　　　官方微信公众号: sckjcbs
　　　　　传真: 028-86361756
成品尺寸　130mm×185mm
印　　张　6　字数 100 千
印　　刷　四川华龙印务有限公司
版　　次　2023年8月第一版
印　　次　2023年10月第一次印刷
定　　价　39.00元

ISBN 978-7-5727-1108-4

邮购: 成都市锦江区三色路238号新华之星A座25层　邮政编码: 610023
电话: 028-86361758

本书编委会

本书编写指导委员会：

　　　　程南生　胡建昆　董　强
　　　　项　舟　赁　可　叶　辉
　　　　周宗科　金晓东　朱　涛

主　编： 程南生　胡建昆　董　强

副主编： 赵纪春　赁　可

编　者： 胡建昆　董　强　项　舟　赁　可
　　　　叶　辉　彭明惺　刘晓雪　赵纪春
　　　　刘　浩　卿　平　蒋　欣　邓　蓓
　　　　陈志兴　肖安琪　陈熹阳　陈家磊
　　　　干昌平　林圯昕　袁培淞　曾　莉
　　　　唐　寅　石小军　卢　炯　古　君
　　　　谭永琼　朱道珺　蒲国蓉　王　茹
　　　　王浩洋　雷建勇　刘雪娟　王　昕
　　　　廖明恒　魏明天　王铁皓　刘志勇
　　　　刘志洪　沈　诚　肖正华　袁　淼
　　　　熊　燕　修　鹏　周　勇　谭　鹏

秘　书： 蒲国蓉

前　言

　　实习是医学教育的重要组成部分，是医学生培养职业道德、学习医学知识、临床技能和临床思维的重要学习阶段。近年来，四川大学华西临床医学院（下文称：我院）加强了对实习教学的规范和管理，并积极推进临床实践教学改革，将我院的实习教学体系与"全球医学教育最基本要求"相结合，注重培养学生在校期间树立正确的职业理念和伦理道德观念，将理论知识与临床实践有机结合，加强交流与沟通能力、信息收集和管理能力、批判性思维能力、创新性思维能力、终生学习能力、团队协作能力等训练，为实现各专业的培养目标和实施毕业后教育打下坚实的知识、技能和素质基础。为实现临床医学实习培养目标，使实习教学顺利进行，同时配合教育部本科生教学评估，加强实习医生临床基本技能操作训练，特编写此操作手册。

四川大学华西临床医学院外科学系

2023 年 7 月

目 录

第一章　住院病历书写格式与内容

　　住院病历的内容系统而完整，要求在病人院后 24 小时内完成，一般由实习医生或住院医生书写。

住 院 病 历

姓名_____性别_____年龄_____登 记 号_____

民族_____职业_____籍贯_____常 住 地_____

住址_____联系人_____病史陈述人____

病史可靠度_____

入院日期_____记录日期_____

主 诉_____

现病史_____

_____

既往史（既往健康状况、曾患病、传染病史、预防接种史、

手术外伤史、输血史、过敏史等）

_____

_____

系统回顾 _____

_____

个人史_____

_____

月经、婚育史_____

家族史_____

_____

体 格 检 查

体温（T） ____ ℃ 　脉搏（P） ____ 次/分

呼吸（R）____ 次/分

血压（BP） ____ /____ mmHg* 　身高 ____cm

体重 ____kg

一般状况： 发育，营养（良好、中等、不良），面容与表情（急性或慢性病容、表情痛苦、忧虑、恐惧、安静），体位，步态，神志（清晰、嗜睡、昏迷、谵妄），能否与

---

* 1 mmHg ≈ 0.133 kPa，下同。

医师合作。

皮肤、黏膜：颜色（潮红、苍白、发绀、黄染、色素沉着），湿度，弹性，是否水肿，有无出血、皮疹、皮下结节或肿块、蜘蛛痣、溃疡及瘢痕，并明确记述其部位、大小及形态。

淋巴结：全身或局部浅表淋巴结（如颌下、耳后、颈部、腋窝、滑车上、腹股沟部及腘窝部）有无肿大、压痛，并记录其大小、数目、有无压痛、硬度、移动性、瘘管、瘢痕等。

头部及其器官

头颅：大小，形态，头发（疏密、色泽、分布），有无压痛，包块。

眼：眉毛（脱落），睫毛（倒睫），眼睑（水肿、运动、下垂、挛缩），眼球（凸出、凹陷、运动、震颤、斜视），结膜（充血、水肿、苍白、出血、滤泡），巩膜（黄染），角膜（混浊、瘢痕、反射），瞳孔（大小、形态、是否对称、对光及集合反射）。

耳：耳廓（正常、畸形），听力（正常、异常），有无分泌物，乳突压痛。

鼻：是否畸形，有无鼻翼扇动、阻塞，鼻窦（上颌窦、额窦）区是否压痛，有无分泌物、出血。

口：气味，唇（疱疹、皲裂、溃疡），牙（有无龋牙、缺牙、镶牙、义齿、残根，若有注明其位置），牙龈（色泽、肿胀、溢脓、出血、铅线），舌（形态、舌质、舌苔、溃疡、运动、震颤、偏斜），黏膜（发疹、出血、溃疡），扁桃体（大小、充血、分泌物、假膜），咽（色泽、分泌物、反射），喉（发音）。

颈部：气管位置，甲状腺（大小、硬度、压痛、结节、震颤、杂音）对称性，抵抗感，有无颈静脉怒张、肝颈静脉反流征、颈动脉异常搏动。

胸部：胸廓（对称、畸形、局部隆起、压痛），呼吸（频率、节律、深度），乳房（大小、包块），有无异常搏动

和静脉曲张。

肺脏

视诊　呼吸运动（两侧对比），有无肋间隙增宽或变窄。

触诊　胸廓扩张度，语颤，胸膜摩擦感，皮下捻发感。

叩诊　叩诊音（清音、浊音、实音、鼓音），肺下界，肺下缘移动度。

听诊　呼吸音（性质、强弱、异常呼吸音），干、湿性啰音，胸膜摩擦音，语音传导。

心脏

视诊　心前区隆起，心尖搏动或心脏搏动的位置、范围、强度。

触诊　心尖搏动的性质及位置、强度，震颤（部位、期间）摩擦感。

叩诊　心脏左、右浊音界。可用左、右第二、三、四、五肋间离正中线的距离（厘米）表示，并注明锁骨中线至正中线的距离。

听诊　心率，心律，心音（强度、分裂、P_2 与 A_2 的比较、额外心音、奔马律），杂音（部位、性质、时期、强度、传导方向），心包摩擦音。

桡动脉： 脉率，节律（规则、不规则、脉搏短绌）奇脉，左、右桡动脉脉搏的比较。动脉壁的性质、紧张度。

周围血管征： 毛细血管搏动征，枪击音，水冲脉，动脉异常搏动。

表 1.1　左锁骨中线与前正中线的距离

右（cm）	肋间	左（cm）
	Ⅱ	
	Ⅲ	
	Ⅳ	
	Ⅴ	

腹部

视诊：膨隆，凹陷，对称大小，皮疹，色素，腹纹，瘢痕，脐，疝，腹部体毛，静脉曲张与血流方向，呼吸运动，胃肠型及蠕动波，上腹部搏动。腹围测量（有腹水或腹部包块时作）。

触诊：腹壁紧张度，压痛，反跳痛，包块（位置、大小、形态、质地、压痛、搏动、移动度），波动感，振水音。

肝脏：大小（右叶可在右锁骨中线上从肋缘至肝下缘，

左叶可由剑突至肝左叶下缘多少厘米表示）、质地、表面、边缘、压痛、搏动。

胆囊：大小、形态、压痛。

脾脏：大小、硬度、压痛、表面、边缘。

肾脏：大小、形状、硬度、压痛、移动度。

膀胱：膨胀、肾及输尿管压痛点。

叩诊：叩诊音、肝浊音界，肝区叩击痛，胃泡鼓音区，移动性浊音，膀胱叩诊，肋脊角叩痛。

听诊：肠鸣音（正常、增强、减弱或消失），血管杂音。

_____

_____

肛门、直肠： 肛裂、痔、肛瘘、脱肛。直肠指诊（狭窄、包块、压痛、前列腺肿大及压痛）。

_____

_____

外生殖器： 根据病情需要作相应的检查。

男性：发育畸形、阴毛、阴茎（龟头、包皮）、阴囊（睾丸、附睾、精索、鞘膜积液和阴囊疝）。

女性：包括外生殖器（阴毛、阴阜、大阴唇、小阴唇、阴蒂）和内生殖器（阴道、子宫、输卵管、卵巢），有特殊情况时，可请妇科医生检查。

_____

_____

脊柱： 侧凸、前凸、后凸、压痛、活动度。

_____

_____

四肢： 畸形，杵状指（趾），静脉曲张，骨折，关节（红肿、疼痛、压痛、积液、脱臼、活动度受限、畸形、强直），水肿，肌肉萎缩，肢体瘫痪或肌张力增强。

_____

_____

神经反射： 二、三头肌反射，膝腱反射，跟腱反射，腹壁反射，提睾反射，病理反射。必要时做运动、感觉及神经系统其他检查。

_____

_____

生理反射 _____

病理反射 _____

脑膜刺激征 _____

_____

专科情况

一、骨科专业

（一）脊柱外科

1. 专科查体

（1）视：步态是否正常，脊柱生理弯曲是否正常，有无畸形（侧弯、后凸），四肢肌肉是否萎缩，皮肤表面有无皮疹、牛奶咖啡斑。

（2）触：脊柱各棘突及椎旁有无压叩痛，局部有无隆起，四肢及躯干皮肤感觉是否对称引出（鞍区感觉是否正常）。

（3）动：四肢肌张力、关键肌肌力是否正常，四肢腱反射、病理反射是否引出，压头试验、臂丛神经牵拉试验、直腿抬高试验等特殊检查结果。

（4）量：脊柱各关节活动度是否正常。

示例（颈 6-7 椎间盘突出症）

（1）视：步态失稳，颈椎生理前凸减小，脊柱无畸形，双侧大鱼际肌萎缩，皮肤表面有无皮疹、牛奶咖啡斑。

（2）触：颈 6-7 棘突及椎旁压痛明显，局部无隆起，双手示指、中指皮肤触觉轻微减退，余肢体及躯干皮肤感觉正常，鞍区感觉正常。

（3）动：双下肢肌张力稍增高，双侧伸肘、伸腕肌力4级，双手握力4级，余肢体肌张力、肌力正常。双侧肱三头肌腱反射活跃，双侧肱二头肌反射、桡骨骨膜反射正常，双侧膝反射、跟腱反射亢进。双侧踝阵挛阳性，双侧霍夫曼征（Hoffmann 征）、巴宾斯基征（Babinski 征）均阳性，双侧奥本海姆征（Oppenheim 征）、戈登征（Gordon 征）均阴性。屈颈试验阳性，双侧臂丛神经牵拉试验阳性，旋颈试验阴性，双侧直腿抬高试验阴性。

（4）量：颈椎前屈受限，余关节活动度无受限。

2. 辅助检查

（1）颈椎、胸椎或腰椎正侧位片：脊柱序列是否正常，有无不连续或侧后凸畸形，椎体高度有无丢失。

（2）颈腰椎动力位片：脊柱活动度是否存在，有无异常增加。

（3）颈胸腰椎三维 CT：骨质有无破坏，椎管有无狭窄。

（4）颈胸腰椎 MRI：椎体信号有无异常，椎管内有无占位及脊髓信号异常，是否存在椎间盘突出，椎管狭窄等。

（二）关节外科

1. 专科查体

（1）视：步态有无跛行，双下肢是否等长，髋、膝关节周围有无窦道、瘢痕及色素沉着，双下肢有无静脉曲张，髋关节、膝关节有无直视下畸形。

（2）触：髋关节周围皮温有无升高，髋关节体表投影处、大转子处有无压痛，髋关节周围有无包块（如有，性质如何），膝关节周围皮温有无升高，股骨髁、腓骨小头、胫骨上内侧有无压痛，关节间隙有无压痛，髌骨活动度有无受限，有无髌骨下骨摩擦感，浮髌试验是否阳性，下肢皮肤感觉有无异常，足背动脉、胫后动脉搏动能否扪及。

（3）动：髋关节屈曲、伸直、内外旋活动有无受限，膝关节屈伸活动有无受限，活动是否诱发疼痛，麦氏试验、4 字试验、直腿抬高试验是否阳性，双踝、趾背伸、跖屈是否正常。

（4）量：髋关节屈曲、伸直、内外旋活动度数，膝关节屈伸活动度数，内外翻畸形度数，双下肢长度差异。

示例（膝关节骨关节炎）

（1）视：跛行步态，膝关节屈曲内翻畸形，膝关节周围有无窦道、瘢痕及色素沉着，双下肢无静脉曲张。

（2）触：膝关节周围皮温无升高，股骨内髁、胫骨上内侧有压痛，关节间隙有压痛，髌骨活动度稍受限，有髌骨下骨摩擦感，浮髌试验阳性，下肢皮肤感觉无异常，足背动脉、胫后动脉搏动能否扪及。

（3）动：膝关节屈伸活动受限，诱发疼痛，麦氏试验阳性，直腿抬高试验阴性，双踝、趾背伸、跖屈正常。

（4）量：膝关节伸 $-10°$ ，屈曲 $95°$ ，内翻 $15°$ ，双下肢基本等长。

2. 辅助检查

（1）髋关节：骨盆正位 X 线片、患侧股骨颈正斜位 X 线片需要描述髋关节局部是否有关节间隙、骨赘、软骨下骨硬化、股骨头形态，是否有囊性变，股骨头覆盖是否满意等。

（2）膝关节：膝关节正侧位 X 线片、站立位双下肢全长片需要描述膝关节内、外、髌股关节三个间室是否有关节间隙变窄、软骨下骨硬化、骨赘，是否有游离体，下肢力线是否正常，有无内外翻。

必要时需要做髋、膝关节三维 CT 和 MRI，评估骨缺损情况及是否有异常信号影像，有助于鉴别诊断。

（三）运动医学（膝关节）

1. 专科查体

（1）视：步态是否跛行，双下肢是否等长，关节有无肿胀、畸形，皮肤有无损伤、窦道、瘢痕及色素沉着，双下肢有无静脉曲张。

（2）触：膝关节周围及间隙有无触压痛，关节有无肿胀、积液，浮髌试验是否阳性，髌骨活动度是否有受限，有无摩擦感，皮温有无升高，下肢皮肤感觉有无异常，足背动脉、胫后动脉搏动能否扪及。

（3）动：膝关节主被动屈伸活动有无受限，前后抽屉试验、内外翻试验、拉赫曼试验（Lachman 试验）是否阳性，麦氏试验是否阳性，髋关节、双踝、足趾关节活动是否正常。

（4）量：膝关节主被动屈伸活动度数，内外翻畸形度数，双下肢长度差异，大腿、小腿周径。

示例（膝关节前交叉韧带损伤）

（1）视：跛行步态，双下肢等长，膝关节轻度肿胀，无明显畸形，皮肤无损伤、窦道、瘢痕及色素沉着，双下肢无静脉曲张。

（2）触：膝关节周围及间隙有触压痛，浮髌试验阳性，髌骨活动无受限，无摩擦感，皮温无升高，下肢皮肤感觉无异常，足背动脉、胫后动脉搏动能扪及。

（3）动：膝关节主被动屈伸活动轻度受限，前抽屉试验阳性，Lachman 试验阳性，麦氏试验阴性，髋关节、双踝、足趾关节活动正常。

（4）量：膝关节主动活动度 0 ~ 120°，被动活动度 0 ~ 135°。无内、外翻畸形，双下肢等长，大腿、小腿周径一致。

2. 辅助检查

膝关节：膝关节正侧位 X 片，双下肢站立位全长片，膝关节 MRI，双下肢动静脉彩超。如果有撕脱骨折或游离体，加做膝关节三维 CT。

（四）骨肿瘤

1. 专科查体

（1）视：体位、步态及站、坐姿势，发育、营养情况，肢体长短，皮肤、肌肉情况，有无损伤、窦道、瘢痕及色素沉着，有无畸形、肿胀，肿块部位、大小、形态，肿瘤浅表情况（静脉、肤色、水肿）。

（2）触：肿瘤大小、形态、毗邻关系；皮温，触压、叩痛，血管搏动，有无杂音，与体位的关系，皮肤感觉有无异常。

（3）动：关节主被动屈伸活动有无受限，专有体征如托马斯征（Thomas 征）、4 字试验、Tinel 征等有无异常。

（4）量：包块大小，受累关节和毗邻关节及健侧关节的活动度，畸形度数，肢体长度、粗细差异（具体数据），患肢及健肢的肌力、反射。

示例（骨软骨瘤）

（1）视：患者体位、步态及站、坐姿势正常，发育、营养情况良好，肢体等长，皮肤、肌肉情况良好，无损伤、窦道、瘢痕及色素沉着，右胫骨上端外侧可见皮下隆起，表面皮肤色泽正常，无静脉怒张、水肿等。

（2）触：右胫骨上段外侧皮下触及一质硬包块，不可推动，局部皮温正常，无明显压痛及叩痛，皮肤感觉无异常。

（3）动：右膝关节活动无明显受限，Thomas 征、4 字试验、Tinel 征阴性。

（4）量：包块大小约 3 cm×4 cm，右膝关节屈伸活动度 0～130°，无内外翻畸形，患肢及健肢的肌力、反射正常。

2. 实验室辅助检查

（1）血沉、CRP、PCT、IL-6、血象等炎性指标：为鉴别感染性病变与肿瘤提供依据。

（2）血常规：判断有无血液系统疾病、化疗后指标变化。

（3）生化：LDH、ALP 等评判骨肉瘤等恶性肿瘤预后及治疗效果；白蛋白与球蛋白比例为多发性骨髓瘤提供诊断依据。

（4）肿瘤标志物：为转移癌、多发性骨髓瘤等疾病提供诊断依据。

（5）骨代谢指标：反应骨代谢情况，尤其可对代谢系统疾病诊断提供诊断依据。

（6）骨髓穿刺：为血液系统疾病提供诊断依据。

（7）生物技术检测：遗传学等检查，为疾病诊断、预后提供依据。

3. 影像辅助检查

（1）局部 X 线、全长 X 线、体层摄影：显示局部病变大体影像观；评判肢体力线、长度、畸形等。

（2）三维 CT：精确评价骨骼破坏范围、程度等。

（3）CT 血管造影术（CTA）：评价重要血管与肿瘤的关系。

（4）MRI：精确评价病变范围尤其是软组织和髓内；评价重要结构如血管神经脏器等受累情况，必要时用增强 MRI 评价。

（5）单光子发射计算机断层扫描（SPECT）：评价局部骨代谢活跃程度；筛查与评价全身骨病灶；评价部分少见软组织肿瘤及骨病的代谢。

（6）正电子发射计算机断层显像（PET–CT）：评价包括骨和软组织在内的全身病变筛查，鉴别良恶性肿瘤。

（7）数字减影血管造影（DSA）：重要血管与肿瘤关系；必要时可作为治疗或辅助治疗，如血管栓塞治疗血管瘤和 /或控制肿瘤血供。

（8）超声检查：超声检查可简单迅速地判断局部病变大体范围、血供等情况，尤其常用于软组织包块的检查。

4. 特殊有创辅助检查

活检：为进一步明确诊断和综合治疗方案制定提供依据。

（1）穿刺活检：包括硬组织和软组织穿刺活检，准确率在 50% ~ 90%。

（2）切开活检：准确率可达 95%。

（五）创伤外科

1. 专业查体

（1）视：患者有无被动、强迫或特殊体位，双下肢是否等长，皮肤有无损伤、发红发绀、色素沉着，局部有无包块，软组织有无肿胀或淤血、皮下淤斑，肌肉有无萎缩、瘢痕、创面、窦道、分泌物及其性状，开放性伤口的形状及深度，有无异物残留及活动性出血，局部包扎和固定情况，有无反常活动，关节及上下肢有无特殊畸形。

（2）触：患处周围有无触压痛，有无轴向叩击痛，软组织及关节有无肿胀，有无骨摩擦感及触及骨折断端，有无 Tinel 征，有无假关节活动，手指及足趾有无被动牵拉痛，皮温、皮肤张力有无升高，上下肢皮肤感觉有无异常，肱动脉、桡动脉、足背动脉搏动能否扪及。

（3）动：肩、肘、腕、髋、膝、踝关节主被动屈伸、内外旋活动有无受限，四肢肌力及肌张力检测，手指、足趾主被动活动是否正常。

（4）量：双上下肢长度差异，肩、肘、腕、髋、膝、踝关节主被动屈伸活动度数。

示例（股骨颈骨折）

（1）视：患者卧床，双下肢不等长，右下肢短缩外旋畸形，右髋部可见皮下淤斑，局部软组织稍肿胀，肌肉无萎缩，局部无瘢痕、创面。

（2）触：右髋部压痛，大转子处轴向叩击痛，局部软组织压痛，活动右髋时有骨摩擦感，下肢皮肤感觉无异常，足背动脉搏动能扪及。

（3）动：右髋关节活动受限，活动诱发疼痛，拒动，余肢体、关节活动无明显受限，右足背伸、跖屈正常。

（4）量：右下肢较左下肢短缩约 2 cm，右下肢外旋约 70°，右髋因疼痛查体不配合，无法获得准确关节活动度。

2. 辅助检查

骨折部位正侧位 X 线片。描述骨折粉碎程度、骨折移位情况。

特殊部位：手、足正斜位 X 线片，锁骨正位 X 线片，肩关节正位 X 线片，跟骨轴位 X 线片，骨盆正位 X 线片，骨盆出口位 / 入口位 X 线片，髂骨斜位 X 线片，闭孔斜位 X 线片，站立位双下肢全长片。

骨折部位做三维 CT，必要时行 MRI 检测。

二、普通外科专业

（一）肝胆胰专科查体

（1）视：皮肤巩膜（无、轻度、中度、重度）黄疸，腹部平坦 / 膨隆 / 蛙状 / 舟状是否正常，呼吸运动是否正常，有无腹壁静脉曲张，有无胃肠型和蠕动波，腹部有无陈旧性手术瘢痕（有无拆线、渗液、窦道、分泌物等），腹部有无引流管（是否固定在位，引流管是否通畅，引流液颜色、性状）。

（2）听：肠鸣音有无明显增强和减弱，是否闻及血管杂音。

（3）叩：肝浊音界正常（异常请描述范围），肝、肾区有无叩击痛，移动性浊音是否阴性。

（4）触：腹壁是否平软，有无肌紧张、压痛及反跳痛，肝、脾肋下是否触及（如能触及请描述范围如肋下多少厘米），腹部是否触及明显包块（如触及请描述包块部位、大小、活动度、有无搏动等），墨菲征（Murphy 征）是否阴性。

示例 1（肝门胆管癌）

（1）视：皮肤巩膜中度黄染，腹部平坦，呼吸运动正常，无腹壁静脉曲张，无胃肠型和蠕动波，腹部无明显手术瘢痕，右上腹可见一根 PTCD 引流管固定在位，引流管通畅，引流出金黄色胆汁约 200 ml。

（2）听：肠鸣音无明显增强和减弱，未闻及血管杂音。

（3）叩：肝浊音界正常，肝、肾区无叩击痛，移动性浊音阴性。

（4）触：腹壁平软，无肌紧张，无明显压痛及反跳痛，脾肋下未触及，肝肋下 2 cm 可触及，腹部未触及明显包块，Murphy 征阴性。

示例 2（胰腺癌，梗阻性黄疸穿刺减黄，既往阑尾切除病史）

（1）视：皮肤巩膜中度黄染，腹部外形正常，右下腹可见麦氏切口手术瘢痕 5 cm，对合良好，右上腹 PTCD 管 1 根固定在位，引出墨绿色液体约 200 ml，未见胃肠型及蠕动波，未查见蜘蛛痣或腹壁曲张静脉。

（2）听：肠鸣音 4 次 / 分，无异常增强或减弱。腹部未闻及血管杂音。

（3）叩：肝浊音界叩诊无异常，肝区无叩击痛，肾区无叩击痛，移动性浊音阴性。

（4）触：全腹软，中上腹压痛，无反跳痛及肌紧张，Murphy 征阴性，腹部未触及包块。肝脏肋下未扪及，脾脏肋下未扪及。

示例 3（肝占位性病变）

（1）视：全身皮肤、巩膜未见黄染，腹部外形正常，未见腹壁静脉曲张，未见胃型、肠型或蠕动波。

（2）听：听诊肠鸣音正常，2 ～ 3 次 / 分。

（3）叩：叩诊肝浊音界正常，移动性浊音阴性。

（4）触：触诊腹软，剑突下 4 cm 扪及质硬肿块（不可推动，随呼吸运动），脾脏肋下未扪及，Murphy 征阴性。

示例 4（肝硬化失代偿期）

（1）视：全身皮肤、巩膜重度黄染，腹部膨隆呈蛙状腹，腹壁静脉明显曲张，未见胃型肠型或蠕动波。

（2）听：听诊肠鸣音减弱，2 ～ 3 次 / 分。

（3）叩：叩诊中腹部呈鼓音、移动性浊音阳性。

（4）触：触诊腹软，肝肋缘未触及，脾脏扪及肋下 3 cm［第Ⅰ线（又称甲乙线，3 cm）、第Ⅱ线（又称甲丙线，5 cm）、第Ⅲ线（又称丁戊线，−1 cm）］，Murphy 征阴性，肾区无叩击痛。

（二）乳腺专科查体

视诊（包括正面观察及切线位观察）：双乳外观是否对称，有无乳房下垂、移位、变形；双侧乳头、乳晕位置是否对称，有无乳头内陷固定，乳头、乳晕移位，乳头、乳晕区皮肤糜烂或破溃；双乳皮肤有无红肿、橘皮征或酒窝征改变，有无皮肤破溃或糜烂等改变；双侧乳头有无自发性溢血、溢液。

触诊（按内上、内下、外下、外上、腋尾部、中央区、腋窝的顺序查体，以滑动触诊法进行）：①检查近侧乳房是否有包块，描述包块大小（长、宽、高各多少厘米）、质地（韧、硬、软）、边界（是否清楚）、表面（是否光滑）、形态（是否规则）、活动度（是否可推动或活动度是否欠佳或包块是否固定）等情况及有无压痛。再检查对侧乳房有无包块（若有包块，应按上述方式描述）。②左/右腋窝是否可以扪及淋巴结，描述淋巴结大小（长、宽、高各是多少厘米）、数量、质地（韧/硬/软）、边界（是否清楚）、表面（是否光滑）、形态（是否规则）、活动度（是否可推动或活动度是否欠佳或包块是否固定）等情况及有无压痛。再检查对侧腋窝及双侧锁骨上下区有/无淋巴结长大（若有，则按前述方法描述）。③挤压乳头、乳晕区，查看乳头是否有溢血或溢液，是单孔还是多孔溢液；观察溢液颜色、量。

示例（右乳浸润性癌专科查体）

双乳外观对称，无乳头内陷固定，未及酒窝征及橘皮样改变，乳头乳晕无移位，未见皮肤红肿、破溃等。双侧乳头无溢血、溢液。右乳 10 点距乳头 3 cm 处可扪及一质硬不规则形包块，大小约 2 cm×3 cm×2 cm，边界不清，不光滑，可推动，无压痛。左乳未扪及确切包块。右侧腋窝可扪及 1 枚淋巴结长大，质韧偏硬，略呈长圆形，界清光滑，可推动，无压痛。左侧腋窝及双侧锁骨上下区均未及淋巴结长大。

（三）血管疾病专科查体

1. 颈部血管疾病专科查体

（1）视：颈部外观是否正常，有无局部隆起、肿胀；

口角有无歪斜；步态是否协调正常。

（2）听：颈前区有无血管杂音。

（3）动：四肢肌力是否正常，伸舌有无偏斜，肢体活动有无异常。

（4）触：双上肢动脉搏动是否正常，双下肢动脉搏动是否正常；有无肢体感觉异常。

示例（右侧颈内动脉重度狭窄）

（1）视：颈部外观正常，局部无隆起或肿胀；口角无歪斜，左侧肢体跛行。

（2）听：右侧颈前区可闻及收缩期血管杂音。

（3）动：左上肢肌力3级，左下肢肌力3级；伸舌向左侧偏斜。

（4）触：双上肢动脉搏动正常；右侧足背动脉搏动不能扪及，右侧胫后动脉搏动良好，左下肢动脉搏动良好；四肢感觉正常。

2. 肢体血管疾病专科查体

（1）视：肢体皮肤色泽，有无苍白、发绀；有无肢体肿胀；有无局部色素沉着；有无溃疡、组织缺损。

（2）听：肢体血管走行区有无血管杂音。

（3）动：肢体肌力、肌张力是否正常；关节主动、被动活动是否正常。

（4）触：肢体皮肤温度（有无皮温升高或降低），肢体皮肤感觉有无减退或丧失；肢体动脉搏动有无减弱或消失。

示例（右下肢动脉硬化闭塞症）

（1）视：右下肢膝关节以下肢体皮肤苍白，右足皮肤发绀，右足第一趾尖可见坏疽。左下肢皮肤色泽正常，无组织缺损。

（2）听：右侧腹股沟可闻及收缩期血管杂音。

（3）动：右下肢肌力减退，左下肢肌力正常。右足趾主动活动障碍，右侧踝关节主动活动减弱、被动活动正常，右侧膝关节主被动活动正常；左下肢活动正常。

（4）触：右下肢膝关节以下皮肤温度较对侧明显降低；右足皮肤感觉丧失，右侧小腿皮肤感觉减退，左下肢皮肤感觉正常。右侧足背动脉、胫后动脉、腘动脉、股动脉搏动不能扪及；左侧足背动脉、胫后动脉搏动良好。

3.腹部血管疾病专科查体

（1）视：腹部外形正常/饱满/膨隆/低平，有无搏动性包块，有无腹壁静脉曲张。

（2）听：肠鸣音，有无异常增强或减弱；有无血管杂音。

（3）叩：肝浊音界叩诊有无异常（扩大请描述范围），

肝区有无叩击痛，肾区有无叩击痛，有无移动性浊音。

（4）触：全腹软 / 腹肌紧张，有无压痛，有无反跳痛。腹部是否可触及包块（详细描述包块的部位、大小、有无搏动、活动度，及包块有无压痛等）。四肢动脉搏动有无异常。

示例（腹主动脉瘤）

（1）视：腹部外形正常，左侧腹部可见搏动性包块；无腹壁静脉曲张。

（2）听：肠鸣音正常，无异常增强或减弱；左侧腹部可闻及收缩及舒张期血管杂音。

（3）叩：肝浊音界叩诊正常，肝区无叩击痛，肾区无叩击痛，无移动性浊音。

（4）触：全腹软，无压痛、反跳痛。腹部偏左侧可扪及搏动性包块，约 6 cm×7 cm 大小，无法推动，包块有轻压痛。四肢动脉搏动无异常。

（四）甲状腺专科查体

（1）视：患者眼球是否有突出，是否有甲亢面容，是否有手抖，颈部皮肤是否有破溃，淤斑，是否有侧支静脉建立，是否有肿块随着吞咽上下活动。

（2）触：第一种是前面查体。将双手放在患者颈根部，双拇指放在甲状腺上，感受甲状腺的质地，大小，是否有包块，包块的硬度、边界、活动度等特点，嘱患者做吞咽动作，感受包块是否随吞咽上下活动。第二种是后面查体。嘱患者端坐，将双手除开拇指的四个手指放在甲状腺上，其余同上。

（3）叩诊：甲状腺无叩诊。

（4）听诊：用听诊器放于甲状腺上动脉处感受"猫喘"声，辅助诊断甲亢。

示例

（1）视：患者无突眼，颈部皮肤正常，无手抖，甲状腺右叶有一大小约 2 cm×3 cm 包块随吞咽上下活动。

（2）触：甲状腺偏大，质软，甲状腺右叶有一大小约 3 cm×3 cm 质硬结节，边界不清，随着吞咽上下活动。

（3）叩：无。

（4）听：双侧甲状腺上动脉处无"猫喘"声。

（五）胃肠专科查体

（1）视：皮肤巩膜有无黄染（轻、中、重），腹部是否平坦，呼吸运动是否正常，有无腹壁静脉曲张，有无胃肠型和蠕动波，腹部有无陈旧性手术瘢痕（有无拆线、渗液、窦道、分泌物等），腹部有无引流管（是否固定在位，引流管是否通畅，引流液颜色、性状）。

（2）触：腹壁是否平软，有无肌紧张、压痛及反跳痛，肝、脾肋下是否触及（如能触及请描述范围如肋下多少厘米），腹部是否触及明显包块（如触及请描述包块部位、大小、活动度、有无搏动等），Murphy 征是否阴性。

（3）叩：肝浊音界正常（异常请描述范围），肝、肾区有无叩击痛，移动性浊音是否阴性。

（4）听：肠鸣音有无明显增强和减弱，是否闻及血管杂音。

示例（小肠梗阻）

（1）视：皮肤巩膜无黄染，腹部膨隆，呼吸运动增大，无腹壁静脉曲张，无胃肠型和蠕动波，正中有陈旧性手术瘢痕。

（2）触：腹壁膨隆，腹肌轻度紧张，脐周压痛，无明显反跳痛，脾肋下未触及，肝肋下 2 cm 可触及，腹部未触及明显包块，Murphy 征阴性。

（3）叩：肝浊音界正常，肝、肾区无叩击痛，移动性浊音阴性。

（4）听：肠鸣音明显增强，未闻及血管杂音。

三、泌尿外科专业

专科检查

1. 肾区检查

（1）视诊：局部是否膨隆，有无肿物，以图表示其大小、形态。脊柱是否弯曲，弯向何侧，有无腰大肌刺激征象。

（2）触诊：有无压痛，肾脏能否触及，注意随体位及呼吸的变化。表面有无结节。如有肿物应注意其硬度、活动度，有无波动感。

（3）叩诊：肋脊角有无叩击痛，比较两侧是否相同。

（4）听诊：剑突下及背部有无血管杂音，注意杂音的部位、特性及其传导方向。

2. 输尿管区检查

检查沿输尿管走行有无肿物、压痛。

3. 膀胱区检查

（1）视诊：下腹部有无膨隆，注意其大小、形态、部位与排尿的关系。

（2）触诊：耻骨上区有无压痛或肿物。如有肿物，应注意其界限、大小、性质，压迫时有无排尿感或尿外溢，必要时于排尿或导尿后重新检查，或做双合诊检查。

（3）叩诊：膨隆部是否为实音，确定是否为残余尿液并估计其尿量。

4. 外生殖器检查

（1）阴毛检查：阴毛分布情况，与实际年龄、性别是否相符合。

（2）阴茎检查：阴茎大小与年龄是否相称，有无包茎或包皮过长，尿道外口的口径及部位是否有异常，有无炎症脓性分泌物或狭窄。阴茎海绵体有无压痛、硬结、肿物，沿尿道有无压痛、变硬、瘘管。尿道外口是否红肿，有否分泌物，阴茎勃起时有无弯曲。

（3）尿道口检查：女性患者尿道口有无炎症、肉阜、肿物、分泌物，阴蒂是否肥大，有无处女膜伞等异常。

（4）阴囊内容物检查：注意两侧阴囊的大小、形状是否对称，皮肤有无炎症、增厚，与附睾有无粘连或形成瘘管。阴囊肿大者平卧后是否消失，其大小、硬度，与睾丸、附睾、精索的关系如何，表面是否光滑，有无弹性，是否透光。睾丸是否存在，其大小、位置、硬度、形状、重量、感觉有无异常。附睾有无肿大、结节、压痛，精索及输精管是否变粗，有无结节及压痛；皮下环是否有异常，有无精索静脉曲张，腹股沟部有无肿物，会阴部感觉有无异常。

（5）前列腺肛门指检：在检查前应排空尿液，以膝肘卧位作直肠指诊，不能取膝肘卧位者取仰卧位或侧卧位。注意前列腺大小、硬度，有无压痛，结节或肿物，中央沟是否存在，活动度如何，有无固定感。精囊是否触及，尤其应注意前列腺的硬度或结节。

5. 专科辅助检查

泌尿系彩超、CT、MRI、KUB、逆行肾造影、静脉肾造影、SPECT 肾显像、尿流动力学、小便常规、PSA 等。

四、胸外科专业

（一）肺部疾病

1. 专科查体

胸廓是否异常，双侧呼吸运动是否均匀对称，有无增强或者减弱，双侧乳房是否对称，有无异常，双肺触觉、语颤对称有无异常，是否触及胸膜摩擦感，双肺叩诊音、双肺呼吸音是何类型，是否闻及干、湿啰音，心界是否正常，心律是否齐，各瓣膜区是否闻及杂音。

示例（肺部疾病）

专科查体：胸廓未见异常，双侧呼吸运动均匀对称，无增强或者减弱，双侧乳房对称，未见异常，双肺触觉、语颤对称无异常，未触及胸膜摩擦感，双肺叩诊呈清音，双肺呼吸音清，未闻及干、湿啰音，心界正常，心律齐，各瓣膜区未闻及杂音。

2. 辅助检查

心电图：明确心电图有无异常。

肺功能：明确是否伴有肺气肿和慢性阻塞性肺疾病。

头部增强 CT：明确头部有无转移病灶。

胸部增强 CT：明确肺部病灶位置，病灶与周围血管关系，纵隔淋巴结是否肿大。

上腹部增强 CT：明确肝脏、肾上腺器官是否存在转移。

全身骨扫描：明确全身骨组织是否存在转移。

纤维支气管镜检查：明确气管、左右主支气管和叶支气管管腔是否有病灶阻塞和受累及。

PET-CT：明确肺部结节是否存在异常代谢增高的表现，全身其他器官是否存在转移，纵隔淋巴结是否存在异常代谢增高转移的表现。

（二）食管疾病

1. 专科查体

双侧颈部淋巴结是否肿大。胸廓未见异常，双侧呼吸运动均匀对称，无增强或者减弱，双侧乳房对称，未见异常，双肺触觉、语颤对称无异常，未触及胸膜摩擦感，双肺叩诊呈清音，双肺呼吸音清，未闻及干、湿啰音，心界正常，心律齐，各瓣膜区未闻及杂音。

2. 辅助检查

心电图：明确心电图有无异常。

肺功能：明确是否伴有肺气肿和慢性阻塞性肺疾病。

颈部增强 CT：明确颈部淋巴结有无增大转移的表现。

胸部增强 CT：明确食管病灶位置，病灶与周围血管关系，纵隔淋巴结是否肿大。

上腹部增强 CT：明确肝脏、肾上腺器官是否存在转移，腹腔淋巴结是否肿大转移的表现。

胃镜：明确病灶距离门齿的长度，明确病灶的病理性质。

食管碘油造影：明确病灶在食管的位置及与周围组织器官的关系。

全身骨扫描：明确全身骨组织是否存在转移。

PET-CT：明确肺部结节是否存在异常代谢增高的表现，全身其他器官是否存在转移，纵隔淋巴结是否存在异常代谢增高转移的表现。

（三）纵隔肿瘤

1.专科查体

胸廓未见异常，双侧呼吸运动均匀对称，无增强或者减弱，双侧乳房对称，未见异常，双肺触觉、语颤对称无异常，未触及胸膜摩擦感，双肺叩诊呈清音，双肺呼吸音清，未闻及干、湿啰音，心界正常，心律齐，各瓣膜区未闻及杂音。

2.辅助检查

心电图：明确心电图有无异常。

肺功能：明确是否伴有肺气肿和慢性阻塞性肺疾病。

胸部增强 CT：明确纵隔病灶位置，病灶与周围血管关系，纵隔淋巴结是否肿大。

胸部 MRI：明确后纵隔肿瘤与脊柱的关系。

PET-CT：明确肺部结节是否存在异常代谢增高的表现，全身其他器官是否存在转移，纵隔淋巴结是否存在异常代谢增高转移的表现。

（四）特别强调

患者大于 65 岁需加做心脏超声：明确心脏的结构是否异常。

患者大于 70 岁需加做冠脉造影：明确心脏血管是否存在狭窄。

五、心脏外科专业

专科查体

（1）视：心前区有 / 无隆起于凹陷，确定心尖搏动是否异常，确定心尖搏动位于左侧第五肋间锁骨中线内 / 外几厘米（正常心尖搏动位于第五肋间，左锁骨中线内 0.5 ~ 1.0 cm，搏动范围的直径 2.0 ~ 2.5 cm）。

（2）听：心率多少次 / 分，心律是否整齐，各瓣区是否闻及杂音（收缩期或者舒张期，连续性，是否传导）。

（3）叩：心浊音界是否扩大，是否随体位变化而改变。

（4）触：心尖搏动是否正常，心尖搏动是否移位（左侧或者双侧），是否触及震颤或心包摩擦感。

示例（二尖瓣狭窄合并心房颤动）

（1）视：心尖区无隆起，心尖搏动正常，心尖搏动位于左侧第五肋间锁骨中线内 0.5 cm。

（2）听：心率 120 次 / 分，心律不齐，心尖区可闻及舒张中晚期隆隆样杂音。

（3）叩：心界叩诊呈梨形，心浊音界向左侧扩大。

（4）触：心尖搏动正常，未触及震颤以及心包摩擦感。

六、烧伤整形科专业

（一）瘢痕专科查体

1. 视：瘢痕位于哪里，大小约多少厘米，部分（高于 / 略高于 / 不高于 / 低于）皮面，（无 / 有）破溃 / 红肿。

2. 触：瘢痕质（硬 / 中 / 软）。

3. 动：活动（不受限 / 受限）。

（二）体表软组织包块专科查体

视 / 触：包块质地（质软 / 质韧 / 质硬），包块大小，包块深度（皮肤 / 不确定 / 皮肤及皮下 / 皮下 / 深部 / 皮肤至深部），包块活动度（活动度好 / 活动度一般 / 活动度差），形状是否规则，表面是否光滑完整（光滑 / 粗糙 / 破溃），包块皮温（高 / 不高），是否有搏动性，是否有压痛及其他情况。

（三）烧伤专科查体

视：烧伤创面位于哪里，大小约百分之多少 TBSA，水疱（散在 / 大量 / 部分疱皮破裂），创基（红润 / 红白相间 / 苍白），渗出（不多 / 较多），部分创面情况（如皮革样变，黑色焦痂，树枝状栓塞血管），创面、肢端、指端是否肿胀，肢端或指端（温暖／冰凉／红润／苍白）。

七、神经外科专业

神经外科疾病诊断包括定位诊断和定性诊断，定位诊断需要全面而准确的神经系统专科查体。此外，神经外科辅助检查方法多，选择正确的辅助检查方法不仅有利于疾病的诊断和鉴别诊断，同时亦更符合卫生经济学的要求。因此掌握神经系统专科查体和正确选择辅助检查是临床医学神经外科实习的主要任务。

（一）一般检查

一般检查是对患者全身健康状况的概括性观察，是体格检查过程中的第一步。

（1）生命体征：包括体温、脉搏、心率、呼吸和血压。

（2）体味和呼吸气味：体味和呼吸气味对神经外科疾病诊断有重要意义，尤其对意识障碍原因的鉴别。酒味提示饮酒或乙醇中毒；烂苹果味提示糖尿病酮症酸中毒；肝臭味提示肝性脑病；氨味或尿素味提示尿毒症；大蒜味提示有机磷中毒。

（3）发育和体型：包括体格发育（身高和体重）、智力发育与性征发育。

（4）营养状态：营养状态的检查方法为用拇指和示指将前臂内侧或上臂背侧下 1/3 的皮下脂肪握起观察其充实程度。观察全身营养状况，注意有无消瘦、恶病质或明显肌肉萎缩，有无肥胖或不均匀的脂肪沉积。

（5）面部表情：面部表情能反应病人的疾病严重程度。如表情呆板见于帕金森病，蛛网膜下腔出血病人多为痛苦病容，面瘫病人多一侧面部无笑容等。

（6）体位：指患者在卧位时所处的状态，常见有身体活动自如的自主体位，不能调整和变换肢体位置的被动体位，以及被迫采取某种体位以减轻痛苦的强迫体位。

（7）皮肤黏膜：苍白见于休克、贫血或低血糖；樱红色提示一氧化碳中毒；潮红为阿托品类药物中毒、高热、乙醇中毒等；皮下瘤结节和皮肤牛奶咖啡斑见于神经纤维瘤病。

（8）头颅部状况：①视诊。观察头颅大小，有无大头、小头畸形，外形是否对称，有无尖头、舟状头畸形，以及肿物、凹陷、手术切口及瘢痕等；透光试验对儿童脑积水有诊断价值。②触诊。头部有无压痛、触痛、隆起、凹陷，婴儿需检查囟门是否饱满，颅缝有无分离等。③叩诊。头部有无叩击痛，脑积水患儿叩击颅骨有空瓮音（Macewen 征）。④听诊。颅内血管瘤、血管畸形、大动脉部分阻塞时，病灶上方可闻及血管杂音，如闻及杂音，应注意其强度、音调及传导方向。

（9）面部及五官：观察有无面部畸形、面肌抽动或萎缩、色素脱失或沉着。面部血管痣见于斯特奇－韦伯综合征。观察眼部有无眼睑下垂、眼球内陷或外凸、角膜溃疡等；有无鼻部畸形、鼻窦区压痛，口部唇裂等。双侧瞳孔缩小提示有机磷或安眠药中毒；双侧瞳孔散大见于阿托品类药物中毒或深昏迷状态；双侧瞳孔不等大可能有脑疝形成。眼底视乳头水肿为颅内压增高。

（10）颈部：观察双侧是否对称，有无疼痛、颈强直、活动受限、姿态异常（如痉挛性斜颈、强迫头位）和双侧颈动脉搏动是否对称等。强迫头位及颈部活动受限见于后颅窝肿瘤、颈椎病变；颈项粗短、后发际低、颈部活动受限见于颅底凹陷症和颈椎融合症等；颈动脉狭窄者颈部可闻及血管杂音。

（11）头颅外伤体征：视诊可见①眶周淤斑或称熊猫眼；② Battle 征，耳后乳突骨表面青紫等；③脑脊液鼻漏或耳漏：脑脊液自鼻或耳漏出，可提示颅底骨折。触诊可以证实凹陷性颅骨骨折或软组织肿胀。

（12）躯干和四肢：检查有无脊柱前凸、后凸、侧弯畸形、脊柱强直和脊膜膨出，棘突隆起、压痛和叩痛；有无翼状肩；四肢有无肌肉萎缩、疼痛、压痛等，有无指趾发育畸形、弓形足。肌束震颤见于运动神经元病、有机磷中毒，双手扑翼样震颤多为中毒性或代谢性脑病。

（二）意识状态

意识是大脑功能活动的综合表现，是人对自身及外界环境进行认识和做出适宜反应的基础，包括觉醒状态与意识内容两个组成部分。正常意识是指觉醒水平和意识内容都处于正常状态，语言流畅、思维敏锐、表达准确、行为和情绪正常，对刺激的反应敏捷，脑电生理正常。意识障碍是脑和脑干功能活动的抑制状态。意识障碍可根据以觉醒度改变为主（嗜睡、昏睡、昏迷），以意识内容改变为主（意识模糊、谵妄状态），以意识范围改变为主（朦胧状态、漫游性自动症），及特殊类型（最低意识状态、去大脑皮质状态、植物状态）等进行分类。临床上常用的分类为以觉醒度改变为主的意识状态和以意识内容改变为主的意识状态。国际上常用 Glasgow 昏迷评定量表（表 1.2）评价意识障碍的程度，最高 15 分（无昏迷），最低 3 分，分数越低昏迷程度越深。通常 8～15 分以上恢复机会较大，7 分以下预后不良，3～5 分者有潜在死亡风险高。见表 1.2。

表 1.2　Glasgow 昏迷评定量表

检查项目	临床表现	评分
A. 睁眼反应	自动睁眼	4
	呼之睁眼	3
	疼痛引起睁眼	2
	不睁眼	1
B. 言语反应	定向正常	5
	应答错误	4
	言语错乱	3
	言语难辨	2
	不语	1
C. 运动反应	能按指令发出动作	6
	对刺激能定位	5
	对刺激能躲避	4
	刺痛肢体屈曲反应	3
	刺痛肢体过伸反应	2
	无动作	1

（1）嗜睡：表现为精神萎靡、轻度刺激能够唤醒，正确回答问题，停止刺激后转入睡眠状态。

（2）昏睡：表现为意识障碍较前加重，高声呼喊或较强的疼痛刺激方能唤醒，能简单回答，但经常错误，不能配合检查；停止刺激后很快转入深度睡眠状态。

（3）昏迷：不论何种刺激均不能转入清醒状态。根据昏迷程度分以下三种：①浅昏迷。不能唤醒，强痛刺激如压眶等有反应，生理反射正常存在，（腹壁反射可消失），生命体征平稳，皮层抑制。②中昏迷。意识障碍进一步加重，对疼痛反应消失，四肢瘫痪，腱反射减弱，病理征阳性，生理反射减弱，呼吸循环功能尚稳定，抑制达皮质下。③深昏迷。眼球固定，瞳孔散大，生理、病理反射均消失，生命体征不平稳，抑制达脑十。

（三）高级神经活动功能检查

高级神经活动功能检查：包括记忆力、计算力、定向力检查等。

1. 记忆力

记忆力一般分为瞬时记忆、短时记忆和长时记忆三类。记忆障碍可仅涉及一段时期和部分内容，检查记忆应当注意全面分析检查结果。

（1）瞬时记忆检查方法：顺行性数字广度测验是用于检测注意力和瞬时记忆的有效手段。检查者给出患者若干位的数字串，一般从 3 或 4 位数字开始给起，一秒钟给出一个，让患者重复刚才的数串。然后逐渐增加给出数串的长度，直到患者不能完整重复为止。所用的数串必须是随机、无规律可循的，比如不能使用电话号码。逆行性数字广度试验则是让患者反向说出所给出的数串，这是一种更为复杂的测试，需要保存和处理数串的能力。一般顺行性数字广度试验的成绩优于逆行性数字广度试验，后者成绩不应低于前者 2 个以上。

（2）短时记忆检查方法：先让患者记一些非常简单的事物，比如皮球、国旗或树木，或更为复杂一些的短句，比如李四、春熙路 26 号、成都，其中各条目应属于不同的类别，确认记住这些条目后再间隔约 5 分钟后再次询问患者对这些词条的回忆情况。有严重记忆障碍的患者不仅不能回忆起刚才的词条，可能连所问所指是什么都想不起来。有些患者在提醒下可以想起来，或者在词表中可以找出。在提示或词汇表的帮助下回忆起来的患者提示能储留信息但有提取障碍；当提醒及词汇表都没有作用时，提示有存储障碍。早期痴呆的患者可能仅表现提取障碍。

（3）长时记忆检查方法：包括在学校学习的基础知识，如国家首都、著名人物；当前信息如在位主席、总理及相关公众人物；与自己相关的信息，如子女姓名、出生日期、家庭住址和电话号码等。

2. 计算力

计算力可通过让患者正向或反向数数、数硬币、找零钱来进行检查。一般常从最简单的计算开始，如 2+2 ＝？或者提出简单的数学计算题，如芹菜 2 元 0.5 kg，10 元买几千克？检查计算能力更常用的方法是从 100 中连续减 7（如果不能准确计算，则让患者从 100 连续减 3）。此时还需注意力和集中力参与协助。

3. 定向力

检查时可细分为时间定向力（星期几、年月日、季节）、地点定向力（医院或家的位置）和人物定向力（能否认出家属和熟悉的人）。该检查需要患者在注意力集中的状态下进行。

（四）语言功能检查

语言功能检查前应首先确定患者意识清楚，检查配合。临床检查包括五个方面：运动语言功能、感觉语言功能、命名、阅读和书写能力，对其进行综合评价有助于失语的临床诊断。

（1）运动语言功能：检查时注意患者谈话语量、语调和发音，说话是否费力，有无语法功能或语句结构错误，有无实质词或错语、找词困难、刻板言语，用词能否达义等。

（2）感觉语言功能：指患者可听到声音，但对语义的理解不能或不完全。具体检查方法：要求患者执行简单的口头指令（如抬起右手、张嘴、闭眼等）和含语法的复合句（如用左手摸右侧耳朵等）。

（3）命名功能：让患者说出检查者所指的常用物品，如手电、杯子、牙刷、钢笔或身体部分的名称，不能说出时可描述物品的用途等。

（4）阅读能力：通过让患者朗读书报的文字和执行写在纸上的指令等，判定患者对文字的朗读和理解能力。

（5）书写能力：要求患者书写姓名、地址、系列数字和简要叙事以及利用听写或抄写等判定其书写能力。

（五）脑神经检查

脑神经检查对神经外科疾病定位诊断具有重要意义，因此应对十二对脑神经功能进行全面详细检查。

1. 嗅神经

首先询问患者有无嗅幻觉等主观嗅觉障碍，然后让患者闭目，先后堵塞一侧鼻孔，用带有花香或其他香味（非挥发性、非刺激性气味）的物质，如香皂、牙膏和香烟等置于患者受检鼻孔。患者应该能够区分有无气味，并说出牙膏与香烟的气味不同即可。醋酸、乙醇和甲醛溶液等刺激性物质可刺激三叉神经末梢，不宜被用于嗅觉检查。鼻腔有炎症或阻塞时不能做此检查。

2. 视神经

主要包括检查视力、视野和眼底等。

（1）视力：包括近视力和远视力。远视力通常采用国际标准视力表，自上而下分为 12 行，被检者距视力表 5 m，使 1.0 这一行与被检眼在同一高度两眼分别检查，把能分辨的最小视标记录下来，例如右眼 1.0，左眼 1.5。近视力常用的有标准视力表，被检眼距视标 30 cm 测定，在充足的照明下，分别查左眼和右眼，自上而下逐行认读视标，直到不能分辨的行为止，前行标明的视力即代表患者的实际视力。正常远视力标准为 1.0，如在视力表前 1 m 处仍不能识别最大视标，可从 1 m 开始逐渐移近，辨认指数或眼前手动，记录距离表示视力。如在 50 cm 处能说出指数，则视力＝指数 /50 cm；如不能辨认眼指动，可在暗室中用电筒照射眼，记录看到光亮为光感，光感消失为失明。

（2）视野：视野是双眼向前方固视不动时所能看到的空间范围，分为周边视野和中心视野（中心 30° 以内）。

周边视野检查：①手动法（对向法）粗略测试，患者与检查者相距约 1 m 对面而坐，测试左眼时，受试者遮其右眼，左眼注视检查者右眼，检查者遮其左眼，用示指或视标在两人中间等距离处分别从颞上、颞下、鼻上和鼻下等方位自周围向中央移动，嘱患者看到后告知，可与检查者的正常视野比较；②用周边视野计可精确测定，常用者为直径 3 mm 的白色视标，半径为 330 mm 的视野计，其范围是鼻侧约 60°，颞侧约 90°，上方约 55°，下方约 70°，外下方视野最大。

中心视野检查：目标可以是检查者的脸，患者遮住一只眼睛，然后询问是否可以看到整个检查者的脸。如果只能看到只眼睛或没看到嘴，则可能存在中心视野缺损。必要时可用精确的视野计检查。在中心视野里有一椭圆形的生理盲点，其中心在固视点外侧。

（3）眼底检查：眼底检查时患者背光而坐，眼球正视前方。检查右眼时，医生站在患者右侧，右手持检眼镜用右眼观察眼底；左眼相反。从离开患者 50 cm 处开始寻找并逐渐窥入瞳孔，观察时检眼镜要紧贴患者面部，一般无须散瞳。正常眼底可见视乳头呈圆形或椭圆形，边缘清楚，色淡红，视乳头中央区域的生理凹陷清晰，动静脉伴行，动脉色红，静脉色暗，动静脉比例为 2∶3。检查后应记录视乳头的形状大小、色泽、边缘以及视网膜和血管情况。

3. 动眼神经、滑车神经和展神经

（1）外观：观察睑裂是否对称，是否有上睑下垂。观察眼球有无前突或内陷、斜视和同向偏斜、眼震等自发运动。

（2）眼球运动：让患者头部不动，检查者将示指置于患者眼前 30 cm 处向左、右、上、下、右上、右下、左上、左下 8 个方向移动，嘱患者两眼注视检查者的手指并随之向各方向转动，并检查辐辏动作。观察有无眼球运动受限及受限方向和程度，有无复视和眼球震颤。

（3）瞳孔及其反射：观察瞳孔大小、形状、位置及是否对称。正常瞳孔呈规则圆形，双侧等大，位置居中，直径 3 ~ 4 mm。小于 2 mm 为瞳孔缩小，大于 5 mm 为瞳孔扩大，但儿童的瞳孔稍大，老年人稍小。需要在亮处和暗处分别观察瞳孔大小以及以下内容。

对光反射：是光线刺激引起的瞳孔收缩，感光后瞳孔缩小称为直接对光反射，对侧未感光的瞳孔也收缩称为间接对光反射。检查时嘱患者注视远处，用电筒光从侧方分别照射瞳孔，观察收缩反应是否灵敏和对称。如受检侧视神经损害，则直接和间接光反射均迟钝或消失；如受检侧动眼神经损害，则直接光反射消失，间接光反射保留。

调节反射：患者两眼注视远方，再突然注视面前 20 cm 处正上方的近物（辐辏动作），出现两眼会聚、瞳孔缩小。

4. 三叉神经

三叉神经主要包括面部感觉和咀嚼肌功能检查。

（1）面部感觉：用圆头针、棉签末端搓成的细毛及盛冷热水试管（或音叉表面）分别测试面部三叉神经分布区皮肤的痛、温和触觉，用音叉测试振动觉，两侧及内外对比。

（2）咀嚼肌运动：首先观察是否有颞肌、咬肌萎缩。检查肌容积时，嘱患者张闭口，同时用双手触诊双侧颞肌或咬肌。检查咬肌和颞肌肌力时，用双手压紧双侧颞肌或咬肌，让患者做咀嚼动作，感知两侧肌张力和肌力是否对称等。检查翼状肌时，嘱患者张口，以上下门齿中缝为标准，判定下颌有无偏斜，如下颌偏斜提示该侧翼状肌瘫痪，健侧翼状肌收缩使下颌推向病侧。

（3）反射：包括角膜反射和下颌反射。

角膜反射：检查者用细棉絮轻触角膜外缘，注意勿触及睫毛、巩膜和瞳孔前面。正常表现为双眼瞬目动作，受试侧瞬目称为直接角膜反射，对侧瞬目为间接角膜反射。细棉絮轻触结合膜也可引起同样反应，称为结合膜反射。叩击眉间区，正常表现为双眼瞬目动作不超过 10 次，称为眉间反射。

下颌反射：嘱患者略张口，检查者将拇指置于患者下颌中央，然后轻叩拇指，引起患者下颌快速上提，正常人一般不易引出。

5. 面神经

面神经包括面部表情和舌前 2/3 味觉检查。

（1）面肌运动：先观察额纹、眼裂、鼻唇沟和口角是否对称、有无肌痉挛，然后让患者做蹙额、皱眉、瞬目、示齿、鼓腮和吹哨等动作，可分别检查面神经的五个周围分支。①颞支：皱眉和蹙额；②颧支：用力闭目，使眼睑不被检查者扒开；③颊支：笑、露齿和鼓腮；④下颌缘支：噘嘴、吹哨；⑤颈支：使口角伸向外下，冷笑。观察有无瘫痪及是否对称。

（2）感觉：首先检查患者的味觉。嘱患者伸舌，检查者以棉签蘸少许食糖、食盐、醋或奎宁溶液，轻涂于一侧舌前 2/3，患者不能讲话、缩舌和吞咽，然后让患者用手指出事先写在纸上的甜、咸、酸、苦四个字之一。患者于测试前要禁食和禁烟数小时，测试时需屏气以避免嗅觉的干扰。先试可疑侧，再试对侧，每试种溶液需用温水漱口。面神经损害可使舌前 2/3 味觉丧失。此外，尚需检查外耳道和耳后皮肤的痛、温和触觉及有无疱疹；询问患者是否有听觉过敏现象。

6. 听神经

听神经包括听力和前庭功能检查。

（1）听力检测：经常用耳语、表声或音叉进行检查，声音由远及近，测量患者单耳（另侧塞住）能够听到声音的距离，再同另侧耳比较，并与检查者比较。用电测听计检测可获得准确资料。主要有 Rinne 试验和 Weber 试验。

（2）前庭功能：检查时可观察患者的自发性症状，如眩晕、呕吐、眼球震颤和平衡障碍等，也可进行冷热水试验和转椅试验，分别通过变温和加速刺激引起两侧前庭神经核接受冲动不平衡而诱发眼震；冷热水试验时患者仰卧，头部抬起 30°，灌注热水时眼震快相向同侧，冷水时快相向对侧，正常时眼震持续 1.5 ~ 2 秒，前庭神经受损时该反应减弱或消失；转椅试验让患者闭目坐在旋转椅上，头部前屈 80°，向一侧快速旋转后突然停止，让患者睁眼注视远处，正常应出现快相与旋转方向相反的眼震，持续约 30 秒，如 < 15 秒提示前庭功能障碍。

7. 舌咽神经和迷走神经检查

（1）运动检查：患者发音是否有声音嘶哑、带鼻音或完全失音。嘱患者发"啊"音，观察双侧软腭抬举是否一致，悬雍垂是否偏斜。一侧麻痹时，病侧腭弓低垂，软腭上提差，悬雍垂偏向健侧；双侧麻痹时，悬雍垂虽居中，但双侧软腭抬举受限，甚至完全不能。此外需询问患者是否有饮水呛咳。

（2）感觉：用棉签或压舌板轻触患者两侧软腭及咽后

壁黏膜，询问其有无感觉。

（3）味觉：舌咽神经支配舌后 1/3 味觉，检查方法同面神经。

（4）反射：包括咽反射、眼心反射和颈动脉窦反射。

咽反射：嘱患者张口，用压舌板分别轻触两侧咽后壁，正常出现咽肌收缩和舌后缩（作呕反应），舌咽、迷走神经损害时，患侧咽反射减弱或消失。

眼心反射：检查者用中指与示指对双侧眼球逐渐施加压力 20 ~ 30 秒，正常人脉搏可减少 10 ~ 12 次 / 分。此反射由三叉神经眼支传入，迷走神经心神经支传出，迷走神经功能亢进者反射加强（脉搏减少 12 次 / 分以上），迷走神经麻痹者反射减退或消失。

颈动脉窦反射：检查者用示指与中指压迫一侧颈总动脉分叉处引起心率减慢，反射由舌咽神经传入，由迷走神经传出。颈动脉窦过敏患者按压时可引起心率过缓、血压下降和晕厥，须谨慎行之。

8. 副神经

检查时让患者对抗阻力向两侧转颈和耸肩，检查胸锁乳突肌和斜方肌上部功能，比较双侧的肌力和坚实度。副神经损害时向对侧转颈和同侧耸肩无力或不能，同侧胸锁乳突肌和斜方肌萎缩、垂肩和斜颈。

9. 舌下神经

观察舌在口腔内位置及形态，然后观察有否舌偏斜、舌肌萎缩和肌束颤动。嘱患者做舌的侧方运动，以舌尖隔着面颊顶住检查者手指，比较两侧舌肌肌力。

（六）运动系统检查

运动系统检查包括观察肌容积、肌张力、肌力、不自主运动、共济运动、姿势和步态等。可检测患者主动运动或对抗阻力的能力，并观察肌肉的运动幅度和运动持续时间。

1. 肌肉容积

观察和比较双侧对称部位肌肉体积，有无肌萎缩或假性肥大，若有观察其分布范围。除用肉眼观察外，还可以比较两侧肢体相同部位的周径，相差大于 1 cm 者为异常。观察有无震颤，还可以用叩诊锤叩击肌腹诱发束颤。下运动神经元损害和肌肉疾病可见肌萎缩；进行性肌营养不良可见肌肉假肥大，表现为外观肥大、触之坚硬，但肌力弱，常见于腓肠肌和三角肌。

2. 肌张力

肌张力是肌肉松弛状态的紧张度和被动运动时遇到的阻力。检查时嘱患者肌肉放松，触摸感受肌肉硬度，并被动屈伸肢体感知阻力。

（1）肌张力减低：表现为肌肉弛缓柔软，被动运动阻力减低，关节活动范围扩大。见于下运动神经元病变（如多发性神经病、脊髓前角灰质炎）、小脑病变、某些肌源性病变以及脑和脊髓急性病变的休克期等。

（2）肌张力增高：表现为肌肉较硬，被动运动阻力增加，关节活动范围缩小，见于锥体系和锥体外系病变。前者表现为痉挛性肌张力增高，上肢屈肌和下肢伸肌张力增高明显，被动运动开始时阻力大，结束时变小，称为折刀样肌张力增高；后者表现为强直性肌张力增高，伸肌与屈肌张力均增高，向各方向被动运动时阻力均匀也称为铅管样（不伴震颤）或齿轮样肌张力增高（伴震颤）。

3. 肌力检查

肌力是指肌肉的收缩力，一般以关节为中心检查肌群的伸、屈、外展、内收、旋前和旋后等功能，适用于上运动神经元病变及周围神经损害引起的瘫痪。但对单神经损害（如尺神经、正中神经、桡神经、腓总神经）和局限性脊髓前角病变（如脊髓前角灰质炎），需要对相应的单块肌肉分别进行检查。

（1）六级（0/5—5/5级）肌力记录法：检查时让患者依次做有关肌肉收缩运动，检查者施予阻力，或嘱患者用力维持某一姿势时，检查者用力改变其姿势，以判断肌力（表1.3）。

表1.3　肌力分级

分级	描述
0/5	无肌肉纤维活动
1/5	有肌肉活动，无关节活动
2/5	有关节活动，但不能抵抗重力
3/5	可以抵抗重力，不能抵抗阻力
4/5	可以抵抗阻力，但较正常差
5/5	正常肌力

（2）肌群肌力测定：可分别选择下列运动。a.肩：外展、内收；b.肘：屈、伸；c.腕：屈、伸；d.指：屈、伸；e.髋：屈、伸、外展、内收；f.膝：屈、伸；g.踝：背屈、跖屈；h.趾：背屈、跖屈；i.颈：前屈、后伸；j.躯干：仰卧位抬头和肩，检查者给予阻力，观察腹肌收缩力；俯卧位抬头和肩，检查脊旁肌收缩力。

4.不自主运动

观察患者是否有不能随意控制的舞蹈样动作、手足徐动、肌束颤动、肌痉挛、震颤（静止性、动作性和姿势性）和肌张力障碍等，以及出现的部位、范围、程度和规律，与情绪、动作、寒冷、饮酒等的关系，并注意询问既往史和家族史。

5. 共济运动

首先观察患者日常活动，如吃饭、穿衣、系纽扣、取物、书写、讲话、站立及步态等是否协调，有无动作性震颤和语言顿挫等，然后再检查以下试验。

（1）指鼻试验：嘱患者用示指尖触及前方距其 0.5 m 检查者的示指，再触自己的鼻尖，用不同方向、速度、睁眼与闭眼反复进行，两侧比较。小脑半球病变可见指鼻不准，接近目标时动作迟缓或出现动作（意向）性震颤，常超过目标（过指），称为辨距不良。感觉性共济失调睁眼指鼻时无困难，闭眼时发生障碍。

（2）反击征也称为 Holmes 反跳试验：嘱患者收肩屈肘，前臂旋后、握拳，肘关节放于桌上或悬空靠近身体，检查者用力拉其腕部，受试者屈肘抵抗，检查者突然松手。正常情况下屈肘动作立即停止，不会击中自己。小脑疾病患者失去迅速调整能力，屈肘力量使前臂或掌部碰击自己的肩膀或面部。

（3）跟膝胫试验：取仰卧位，上举一侧下肢，用足跟触及对侧膝盖，再沿胫骨前缘下移。小脑损害抬腿触膝时出现辨距不良和意向性震颤，下移时摇晃不稳；感觉性共济失调闭眼时足跟难寻到膝盖。

（4）轮替试验：嘱患者用前臂快速旋前和旋后，或一手用于掌、手背连续交替拍打对侧手掌，或用足趾反复快速叩击地面等。小脑性共济失调患者动作笨拙，节律慢而不协调，称轮替运动障碍。

（5）起坐试验：取仰卧位，双手交叉置于胸前，不用支撑设法坐起。正常人躯干屈曲并双腿下压，小脑病变患者臀部和躯干屈曲，双下肢向上抬离床面，起坐困难，称联合屈曲征。

6. 姿势与步态

检查者须从前面、后面和侧面分别观察患者的姿势、步态、起步情况、步幅和速度等。要求患者快速从坐位站起，以较慢然后较快的速度正常行走，然后转身。要求患者足跟或足尖行走，以及双足一前一后地走直线。走直线时可令患者首先睁眼然后闭眼，观察能否保持平衡。站立时的阔基底和行走时的双足距离宽提示平衡障碍，可见于小脑和感觉性共济失调、弥漫性脑血管病变和额叶病变等。常见异常步态包括痉挛性偏瘫步态、痉挛性截瘫步态、慌张步态、摇摆步态、跨阈步态、感觉性共济失调步态、小脑步态等。

（七）感觉系统检查

感觉系统检查主观性强，宜在环境安静、患者情绪稳定的情况下进行。检查者应耐心细致,尽量使患者充分配合。检查时自感觉缺失部位查向正常部位,自肢体远端查向近端,注意左右、远近端对比,必要时重复检查,切忌暗示性提问,以获取准确的资料。

1. 浅感觉

(1)痛觉:检查时用大头针的尖端和钝端交替轻刺皮肤,询问是否疼痛。

(2)触觉:检查时可让患者闭目,用棉花捻成细条轻触皮肤。询问触碰部位,或者让患者随着检查者的触碰数说出"1、2、3等"。

(3)温度觉:用装冷水(0~10℃)和热水(40~50°)的玻璃试管,分别接触皮肤,辨别冷、热感。如痛、触觉无改变,一般可不必再查温度觉。如有感觉障碍,应记录部位、范围和是否双侧对称。

2. 深感觉

(1)运动觉:患者闭目,检查者用拇指和示指轻轻夹住患者手指或足趾末节两侧,上下移动5°左右,让患者辨别向上或向下移动,如感觉不明显可加大活动幅度或测试较大关节。

(2)位置觉:患者闭目,检查者将其肢体摆成某姿势,请患者描述该姿势或用对侧肢体模仿。

（3）振动觉：将振动的音叉柄置于骨隆起处，如手指、桡尺骨茎突、鹰嘴、锁骨、足趾、内外踝、胫骨、膝、髂前上棘和肋骨等处，询问有无振动感和持续时间，并两侧对比。

3. 复合（皮质）感觉

（1）定位觉：患者闭目，用手指或棉签轻触患者皮肤后，让其指出接触的部位。

（2）两点辨别觉：患者闭目，用分开一定距离的钝双脚规接触皮肤，如患者感觉为两点时再缩小间距，直至感觉为一点为止，两点须同时刺激，用力相等。正常值指尖为 2 ~ 4 mm，手背 2 ~ 3 cm，躯干 6 ~ 7 cm。

（3）图形觉：患者闭目，用钝针在皮肤上画出简单图形，如三角形、圆形或 1、2、3 等数字，让患者辨出，应双侧对照。

（4）实体觉：患者闭目，令其用单手触摸常用物品如钥匙、纽扣、钢笔、硬币等，说出物品形状和名称，注意两手对比。

（八）反射检查

反射包括深反射、浅反射、阵挛和病理反射等。反射的检查比较客观，较少受到意识活动的影响，但检查时患者应保持安静和松弛状态。检查时应注意反射的改变程度和两侧是否对称，后者尤为重要。根据反射的改变可分为亢进、活跃（或增强）、正常、减弱和消失。

1. 深反射

深反射包括肌腱和关节反射。

（1）肱二头肌反射：由 C5-6 支配，经肌皮神经传导。患者坐位或卧位，肘部屈曲成直角，检查者左拇指（坐位）或左中指（卧位）置于患者肘部肱二头肌肌腱上，用右手持叩诊锤叩击左手指，反射为肱二头肌收缩，引起屈肘。

（2）肱三头肌反射：由 C6-7 支配，经桡神经传导，患者坐位或卧位，患者上臂外展，肘部半屈，检查者托持其上臂，用叩诊锤直接叩击鹰嘴上方肱三头肌肌腱，反射为肱三头肌收缩，引起前臂伸展。

（3）桡骨膜反射：由 C5-8 支配，经桡神经传导。患者坐位或卧位，前臂半屈半旋前位，检查时叩击桡骨下端，反射为肱桡肌收缩，引起肘部屈曲、前臂旋前。

（4）膝反射：由 L2-4 支配，经股神经传导。患者取坐位时膝关节屈曲 90°，小腿自然下垂，与大腿成直角；仰卧位时检查者用左手从双膝后托起关节呈 120° 右手用叩诊锤叩击髌骨下股四头肌肌腱，反射为小腿伸展。

（5）踝反射：由 S1-2 支配，经股神经传导。患者取仰卧位，屈膝约 90°，呈外展位，检查者用左手使足背屈成直角，叩击跟腱，反射为足跖屈；或俯卧位，屈膝90° 再叩击跟腱；或患者跪于床边，足悬于床外，叩击跟腱。

（6）阵挛：是腱反射高度亢进表现，见于锥体束损害。常见的有：a.髌阵挛，患者仰卧，下肢伸直，检查者用拇、示两指捏住髌骨上缘，突然而迅速地向下方推动，髌骨发生连续节律性上下颤动；b.踝阵挛：较常见，检查者用左手托患者腘窝，使膝关节半屈曲，右手握足前部，迅速而突然用力，使足背屈，并用手持续压于足底，跟腱发生节律性收缩，导致足部交替性屈伸动作。

（7）Hofmann 征：由 C7–T1 支配，经正中神经传导。患者手指微屈，检查者左手握患者腕部，右手示指和中指夹住患者中指，以拇指快速地向下拨动患者中指指甲，阳性反应为拇指屈曲内收和其他各指屈曲。

（8）罗索利莫征（Rossolimo 征）：由 L5–S1 支配，经胫神经传导。患者仰卧，双下肢伸直，检查者用手指或叩诊锤急促地弹拨或叩击足趾跖面，阳性反应为足趾向跖面屈曲。以往该征与 Hofmann 征被列入病理反射，实际上是牵张反射，阳性可视为腱反射亢进表现，见于锥体束损害，也见于腱反射活跃的正常人。

2.浅反射

浅反射是刺激皮肤、黏膜、角膜等引起肌肉快速收缩反应。

（1）腹壁反射：由 T7–12 支配，经肋间神经传导。患者仰卧，双下肢略屈曲使腹肌松弛，用钝针或竹签沿肋弓下缘（T7–8）、脐孔水平（T9–10）和腹股沟上（T11–12）平行方向，由外向内轻划两侧腹壁皮肤，反应为该侧腹肌收缩，脐孔向刺激部分偏移，分别为上、中、下腹壁反射。肥胖者和经产妇可引不出。

（2）提睾反射：由 L1–2 支配，经生殖股神经传导。用钝针自上向下轻划大腿上部内侧皮肤，反应为该侧提睾肌收缩使睾丸上提。年老体衰患者可引不出。

（3）跖反射：由 S1–2 支配，经股神经传导。用竹签轻划足底外侧，自足跟向前至小趾根部足掌时转向内侧，反射为足趾跖屈。

（4）肛门反射：由 S4–5 支配，经肛尾神经传导。用竹签轻划肛门周围皮肤，正常反射表现为肛门外括约肌收缩。

3.病理反射

（1）Babinski 征：是经典的病理反射，提示锥体束受损。检查方法同跖反射，阳性反应为：趾背屈，可伴其他足趾扇形展开，也称为伸性跖反射。

（2）Babinski 等位征：①查克多征（Chaddock 征），由外踝下方向前划至足背外侧。② Oppenheim 征，用拇指和示指沿胫骨前缘自上向下用力下滑。③舍费尔征（Scheffer 征），用手挤压跟腱。④ Gordon 征：用手挤压腓肠肌。⑤冈达征（Gonda 征），用力下压第 4，5 足趾，数分钟后突然放松。⑥普谢普征（Pussep 征），轻划足背外侧缘。阳性反应均为趾背屈。至于这些等位征阳性反应的病理意义，临床上一般认为同 Babinski 征。

（3）强握反射：指检查者用手指触摸患者手掌时被强直性握住的一种反射。新生儿为正常反射，成人见于对侧额叶运动前区病变。

（4）脊髓自主反射：脊髓横贯性病变时，针刺病变平面以下皮肤引起单侧或双侧髋、膝、踝部屈曲（三短反射）和 Babinski 征阳性。若双侧屈曲并伴腹肌收缩、膀胱及直肠排空，以及病变以下竖毛、出汗、皮肤发红等，称为总体反射。

（九）脑膜刺激征检查

脑膜刺激征包括颈强直、克尼格氏征（Kernig 征）和布鲁金斯氏征（Brudzinski 征）等，颈上节段的脊神经根受刺激引起颈强直，腰髓节段脊神经根受刺激，则出现 Kernig 征和 Brudzinski 征。脑膜刺激征见于脑膜炎、蛛网膜下腔出血、脑水肿及颅内压增高等，深昏迷时脑膜刺激征可消失。检查方法包括：

1. 屈颈试验

患者仰卧，检查者托患者枕部并使其头部前屈而表现不同程度的颈强，被动屈颈受限，称为颈强直，但需排除颈椎病。正常人屈颈时下颌可触及胸骨柄，部分老年人和肥胖者除外。

2. Kernig 征

患者仰卧，下肢于髋、膝关节处屈曲成直角，检查者于膝关节处试行伸直小腿，如伸直受限并出现疼痛，大、小腿间夹角 < 135°，为 Kernig 征阳性。如颈强阳性而 Kernig 征阴性，称为颈强 — Kernig 征分离，见于颅后窝占位性病变和小脑扁桃体下疝等。

3.Brudzinski 征

患者仰卧屈颈时出现双侧髋、膝部屈曲，一侧下肢膝关节屈曲位，检查者使该侧下肢向腹部屈曲，对侧下肢亦发生屈曲（下肢征），均为 Brudzinski 征阳性。

（十）神经系统专科查体注意事项

神经系统检查需要一定的技巧和耐心，并且要边检查边思考。在检查过程中，许多环节还需要患者的配合。只有通过严格的训练，检查者才能具备敏锐的观察力，并做出准确的判断。体格检查应该按照一定的顺序进行，并且要认真、细致，只有这样才能获得细微的异常体征。

（十一）辅助检查

1. 实验室检查

血常规、凝血功能、垂体激素全套（甲功、生长激素、泌乳素、皮质醇、促肾上腺皮质激素、促卵泡激素、促黄体生成素、雌激素、雄激素、孕酮等）、肿瘤标志物（CEA、AFP 和 β –HCG 等）

2. 电脑视野

可以检查视野是否正常和视野缺损的范围，有利于判断视路损伤的部位。如双颞侧偏盲为视交叉受损、一侧视力丧失为视神经受损等。

3. 影像学检查

1）CT 检查

CT 头部平扫 / 增强：CT 扫描简便、快捷，通常是进行可疑急性颅内病变评估的首选检查，也常用于术前术后评估。CT 扫描可以获得丰富的颅内信息，包括脑室大小、水肿程度、占位效应、出血位置等。

CT 头部血管三维成像增强扫描：CTA 可以无创敏感的获取颈部及大脑血管信息，并可以重建三维图像，是评估血管痉挛、动脉瘤、动静脉畸形、外伤性动脉夹层等非常有价值的非侵入性评估检查。

CT 颅骨或颅底三维成像扫描：颅骨三维 CT 是显示颅骨结构和创伤最理想的检查手段，颅底三维成像可以获取颅底肿瘤和邻近骨结构以及某些血管结构的关系，为制定手术策略提供帮助。

2）MRI 检查

MRI 平扫 / 增强（包括蝶鞍区增强扫描、垂体微小腺瘤增强扫描等）：MRI 有利于了解病变的定位、大小、形态、质地、血供、边界及邻近结构关系，鉴别和了解病变的大体性质。

MRI 头部血管平扫 / 增强（MRA）：可用于脑部血管和颈部血管管腔有无狭窄和闭塞程度、颅内动脉瘤和动静脉畸形大小的了解，相比于 DSA 具有无创、无辐射、费用低和快速的特点。

MRI 波谱分析（MRS）：评估组织内化学物质的唯一无创检查方式，可以反应脑组织的代谢情况，如脑肿瘤的诊断与鉴别、代谢性疾病的脑改变、脑肿瘤复发与肉芽组织的鉴别等。

MRI 弥散张量成像（DTI）：弥散功能成像的一种，能对脑白质束进行显像，可作为神经外科手术术前准备的指导检查。

MRI 弥散加权成像（DWI）：检测水分子扩散运动的方式，主要用于急性脑梗死的鉴别。

MRI 灌注成像（PWI）：属于脑功能成像的一种，反映组织中微观血流动力学信息，主要用于脑缺血性病变和脑肿瘤血供的研究。

功能磁共振（fMRI）：可显示脑部不同功能区的个体化差异，从而为神经外科手术提供更好的精确定位。

磁敏感检查（SWI）：是一种利用组织间磁敏感度差异和血氧水平依赖效应，形成影像的一种成像技术。可显示静脉血管畸形、微出血钙化和铁沉积等敏感的疾病，常常应用于闭合性颅脑损伤、脑挫裂伤、轴索损伤、颅内脑血管畸形等疾病的诊断与鉴别。

3）脑血管造影（DSA）

脑血管病的"金标准"检查，可直观显示颅内动脉瘤大小、形态、瘤颈宽度及与载瘤动脉关系和脑动静脉畸形大小及供血动脉和引流静脉情况，同时可用于肿瘤供血评估等。

4.脑电图 / 肌电图

将大脑神经元（或肌肉）细胞生物电活动通过脑电 / 肌电描记器加以记录和扫描。脑电图可以诊断由于疾病本身产生的电活动如癫痫，也对脑外疾病如代谢和内分泌紊乱及中毒等所引起的中枢神经系统变化也有诊断价值。肌电图可协助神经疾病定位和诊断，如诊断脊髓前角急、慢性损害（如脊髓前灰质炎、运动神经元疾病），神经根及周围神经病变。

示例 1（颅脑外伤）

视：注重观察患者生命体征状况（呼吸是否平稳、呼吸节律、呼吸频率、呼吸动度和有无反常呼吸）、气道是否通畅，头面部及全身是否有伤口出血、挫裂伤，眼眶及乳突等是否有青紫、淤斑，眼球有无突出或内陷，耳鼻是否溢血溢液，精神和意识状态，有无复视，双侧睑裂是否对称、双侧瞳孔大小、形态及光反射、双侧额纹是否存在、双侧鼻唇沟是否对称、双侧口角是否歪斜等，双眼视力视野是否正常，双耳听力是否正常等，颈部是否强迫体位。

闻：闻患者呼出有没有酒味有助判断是否饮酒，患者双侧嗅觉是否存在。

触：检查头部是否有隆起或包块，是否有波动感，是否有凹陷等；面部感觉是否对称存在，是否有握持反射、吮吸反射，四肢肌张力是否正常、减弱或增强，腹壁反射、提睾反射等是否存在，肱二头肌反射、肱三头肌反射、膝反射、踝反射等深反射是否正常、增强或减弱等，Babinski征、Chaddock 征、Oppenheim 征、Scheffer 征、Gordon 征和 Gonda 征等病理征是否阳性，颈软或强直，Kernig 征和 Brudzinski 征是否阳性。

动：肢体是否有自主活动，双侧眼球活动情况，角膜反射是否存在，双侧咀嚼肌力量，伸舌是否居中，是否能向两侧转头，双侧是否能耸肩，四肢肌力评级。

GCS 评分：根据患者睁眼反应、言语反应及运动反应进行 GCS 评分，判断患者昏迷程度和伤情程度。

辅助检查：首选头部 CT，可以了解颅骨是否骨折（可显示是否线性骨折、凹陷骨折或凹陷粉碎性骨折以及骨折面积、骨折片陷入颅内深度等）、正常脑沟脑池是否存在、中线是否移位，对称结构是否存在，脑组织是否肿胀、是否有脑组织挫裂伤，颅内是否有出血（出血部位、出血量）等。

示例 2（脑出血）

视：注重观察患者状况（呼吸是否平稳、呼吸节律、呼吸频率、呼吸动度等）、气道是否通畅，头面部是否有伤口出血、挫裂伤，眼眶及乳突等是否有青紫、淤斑，眼球有无突出，耳鼻是否溢血、溢液，精神和意识状态，有无眼睑下垂，双侧睑裂是否对称、双侧瞳孔大小、形态及光反射、双侧额纹是否存在、双侧鼻唇沟是否对称、双侧口角是否歪斜等，颈部是否强迫体位。

触：检查头部是否有隆起或包块，是否有波动感，是否有凹陷等；面部感觉是否对称存在，是否有握持反射、吮吸反射，四肢肌张力是否正常、减弱或增强，腹壁反射、提睾反射等是否存在，肱二头肌反射、肱三头肌反射、膝反射、踝反射等深反射是否正常、增强或减弱消失等，Babinski 征、Chaddock 征、Oppenheim 征、Scheffer 征、Gordon 征和 Gonda 征等病理征是否阳性，颈软或强直，Kernig 征和 Brudzinski 征是否阳性。

动：肢体是否有自主活动，双侧眼球活动情况，角膜反射是否存在，双侧咀嚼肌力量，伸舌是否居中，是否能向两侧转头，双侧是否能耸肩，四肢肌力评级。

GCS 评分：根据患者睁眼反应、言语反应及运动反应进行 GCS 评分，判断患者昏迷程度。

辅助检查

1. 血常规和凝血功能：了解患者血小板数量及凝血功能状况，排除可能的凝血功能障碍引起的出血。

2. 头部CT：急诊头部CT显示高密度影可明确脑出血，同时可以显示出血的部位、出血量及血肿周围脑组织水肿情况，正常脑沟脑池是否存在、中线是否移位，对称结构是否存在，脑组织是否肿胀；同时可显示有无颅骨骨折等，判断是否合并外伤可能。

3. 头部CTA：可显示颅内血管是否有异常，如是否存在动脉瘤、脑动静脉畸形、烟雾病等，鉴别出血原因。

4. 脑血管造影（DSA）：脑血管病检查的金标准。可以更好的显示动脉瘤的大小、瘤颈宽度、形态、瘤体方向、载瘤动脉及与周围结构关系等，可显示脑动静脉畸形大小、供血动脉及引流静脉情况。

示例3（鞍区占位性病变）

视：一般步态正常，患者精神状态如何，是否贫血貌，全身皮肤状况，有无紫纹，皮肤是否菲薄或粗糙、毛孔是否粗大，体型是否肥胖，身高是否异常，是否有痤疮，患者是否有双侧睑裂不对称、是否有眼睑下垂、眼球突出，额骨和眉弓是否突出，鼻翼和嘴唇是否肥厚，四肢关节是否增大，儿童患者需观察是否有体毛增多、第二性征过早出现等性早熟表现。详细检查患者视力和视野是否正常，视野是否缺损，视野缺损的范围，有助于病变生长部位、方向及累及范围的判断。

闻：患者声音是否变粗且低沉等。

触：检查双侧面部感觉是否对称存在，是否减退或过敏，角膜反射是否存在，四肢肌张力多正常，深浅反射正常，病理征阴性，脑膜刺激征阴性。

动：检查双侧眼球不同方向运动情况，是否有复视，有助于判断是否有动眼、滑车及外展神经等受累；双侧咀嚼肌力量是否正常等。四肢肌力多正常，小脑共济失调阴性。

辅助检查

1. 垂体激素：有助于鞍区病变的定性诊断，同时判断垂体瘤的类型，如泌乳素明显升高考虑为泌乳素腺瘤可采用药物治疗，若生长激素明显升高考虑为生长激素腺瘤等。

2. 肿瘤标志物：检测血 CEA、AFP 和 β-HCG 水平，有助于恶性生殖细胞瘤的诊断。

3. 电脑视野：检测双侧视野是否正常和视野缺损的范围，有助于视路受损部位的判断。

4. 头部 CT 平扫：了解病变大小及有无钙化、相邻骨质是否增生或破坏等。

5. 头部 CT 颅底三维成像：有助于了解颅底骨性结构，尤其是蝶窦及鞍底情况，有助于经鼻手术入路的选择及设计。

6. CT 头部血管三维成像：显示颅内主要血管与病变关系，是否被病变包裹等，有助于手术方案设计。

7. MRI 蝶鞍区冠矢轴三维增强扫描／垂体增强扫描：了解病变大小、形态，边界、血供、质地，与周围重要结构的关系等。

八、小儿外科专科

小儿外科分为了小儿普外、小儿肿瘤、小儿泌尿、小儿胸外、小儿骨科、小儿脊柱、新生儿外科等亚专业，因患儿和疾病特点，分别就相关专业专科查体做以下归纳：

（一）小儿普外／肿瘤外科／新生儿外科专科查体

1. 专科查体

（1）视：检查皮肤巩膜有无黄染，腹部外形是否正常，腹壁静脉是否显露,腹部胃肠型及蠕动波,腹部是否可见（长度、横纵）陈旧手术瘢痕／手术切口等，腹部有无单／双腔造漏口外接造口袋，有／无（黄色／绿色）粪便排出。

（2）触：检查腹部紧张度，腹部麦氏点有无压痛，有无反跳痛、肌紧张或呈板状腹，墨菲征是否阳性，腹部是否触及包块（有则详细描述包块部位、大小、活动度、有无搏动等），扪及肋下（2 cm）有无肿大肝/脾脏。双肾是否触及。直肠指检直肠内有无包裹感，拔出指套有无明显气粪排出，拔出指套有无粪染及血染。

（3）叩：听腹部叩诊音，肝浊音界叩诊有无异常（若扩大请描述范围），肝区有无叩击痛，肾区有无叩击痛，有无移动性浊音。

（4）听：听诊肠鸣音频率，是否闻及异常增强或减弱杂音。

2. 辅助检查

常规行腹部CT/彩超、血常规、血生化检查。

（二）小儿骨科专业

1. 专科查体

（1）视：步态正常/跛行，是否被动体位，具体部位（左右、前臂、上臂，大腿、小腿，足部，颈、肩肘、腕、髋、膝、踝关节）外形是否正常，是否发红、肿胀，是否有肿物（大小、颜色、破溃），是否存在畸形，肢端颜色红润/苍白/暗红。是否有静脉曲张。是否存在开放伤口，是否有渗血，创面是否有分泌物（颜色、性状）。

（2）触：目标部位是否感觉异常，触痛，骨擦感、皮温高低，肢端湿冷／温暖。肿物质地、边界清楚与否，活动度。股动脉、桡动脉、足背动脉是否可扪及。

（3）动：关节活动范围，肘关节正常屈100°、伸0°、旋前80°、旋后90°；髋关节正常伸0°、屈110°、旋前20°、旋后80°。浮髌试验、髋关节弹进弹出试验、直腿抬高试验、Allis征、Trendlenberg征。拾物试验、Thomas征、4字试验、骨盆挤压征、McMurray征、抽屉试验、内外加压试验、Dugas征，病理征，腱反射、肛周反射、提睾反射情况。四肢肌力等级。

（4）量：髋关节屈曲、伸直、内外旋活动度数，膝关节屈伸活动度数，内外翻畸形度数，双下肢长度差异。

2. 辅助检查

目标部位X线片：骨折部位正侧位X线片，手、足正斜位X线片，锁骨正位X线片，肩关节正位X线片，跟骨轴位X线片，骨盆正位X线片。

CT平扫或三维重建：对于骨折、骨肿瘤进行更精确的评价。

小儿脊柱专科查体除外以上专科查体外，还应强调以下内容。

（1）视：脊柱有无畸形（侧弯、后凸）、皮肤表面有无皮疹、牛奶咖啡斑。

（2）触：棘突有无压叩痛，局部有无隆起，四肢及躯干皮肤感觉是否对称引出（鞍区感觉是否正常）。

（3）动：四肢肌力等级，病理征，腱反射。

（4）量：脊柱及关节活动度是否受限，直腿抬高试验等特殊检查。

（5）颈椎、胸椎或腰椎正侧位片：脊柱序列是否正常，有无不连续或侧后凸畸形，椎体高度有无丢失。

（6）颈腰椎动力位片：脊柱活动度是否存在，有无异常增加。

（7）颈胸腰椎三维 CT：骨质有无破坏，椎管有无狭窄。

（8）颈胸腰椎 MRI：椎体信号有无异常，椎管内有无占位及脊髓信号异常等。

（三）小儿胸外

1. 专科查体

（1）视诊：胸廓外观、呼吸运动（两侧对比均匀对称，有无增强或者减弱），呼吸类型，有无肋间隙增宽或变窄，双侧乳房外观是否对称。

（2）触诊：胸廓扩张度、语颤（两侧对比），有无胸膜摩擦感、皮下捻发感等。

（3）叩诊：叩诊音（清音、过清音、浊音、实音、鼓音及其部位），肺下界及肺下界移动度，心界是否正常。

（4）听诊：呼吸音（性质、强弱，异常呼吸音及其部位），有无干、湿性啰音和胸膜摩擦音；语音共振（增强、减弱、消失）等。心律是否齐，各瓣膜区是否闻及杂音。

2. 辅助检查

常规行胸部平扫 / 增强 CT、胸部正侧位 X 线片、肺功能检查、超声心动图、食管造影、血常规、生化等检查。

（四）小儿泌尿

1. 专科查体

（1）视诊：形状（对称、平坦、膨隆、凹陷），呼吸运动，胃肠蠕动波，上腹部波动、有无皮疹、色素、条纹、瘢痕、腹壁静脉曲张（及其血流方向），疝和局部隆起（器官或包块）的部位、大小、轮廓。

（2）触诊：腹壁紧张度，有无压痛、反跳痛、液波震颤、振水声、肿块（部位、大小、形状、硬度、压痛移动度、表面情况、搏动）。肾脏大小、形状、硬度、移动度，有无压痛。膀胱膨胀、肾及输尿管压痛点。

（3）叩诊：有无移动性浊音、鼓音、肾区叩击痛等。

（4）听诊：肠鸣音（正常、增强、减弱、消失、金属音），有无振水音和血管杂音等。

外生殖器根据病情需要作相应检查。

（5）男性：包皮，阴囊，睾丸有无发育畸形、鞘膜积液，阴茎外观是否正常、尿道开口位置、包皮分布。

2. 辅助检查

常规行泌尿系彩超、腹部 CT/CTU、KUB、逆行肾造影、静脉肾盂造影、SPECT 肾显像、尿流动力学、血常规、血生化、小便常规等检查。

实验室及其他检查

应记录与诊断有关的实验室及其他检查结果，包括病人入院后 24 小时内应完成的三大常规及其他检查结果。如系入院前所做的检查，应注明检查地点及日期。

血液：红细胞计数、血红蛋白测定、白细胞计数及分类。

尿液：色、比重、酸碱反应、蛋白、糖、尿沉渣显微镜检查。

粪便：色、性状、血、黏液、脓液、涂片刻显微镜检查。

其他检查：在病人住院期间，根据病情需要，进行 X 线及其他有关检查（如心电图、超声波、内镜、特殊的实

验室检查等）

_____

_____

_____

_____

摘　要

　　将病史、体格检查、专科情况、实验室检查及器械检查等的主要资料摘要综合，提示诊断的根据，使其他医师或会诊医师通过摘要内容能了解基本的病情。

初步诊断

医师签名或盖章

第二章　基本操作

第一节　手术区域的术前准备

一、手术区域的一般准备——备皮

术前备皮是将手术区域的毛发剃除，然后清洗干净。备皮时应注意：先用肥皂水或剃毛膏涂抹备皮部位，然后再用剃刀剃除毛发；如果皮肤松弛或有皱褶，一定要将其绷紧后再剃毛，否则容易刮伤皮肤，可能造成术后感染。另外，如皮肤上有较多油脂或胶布粘贴的残迹，可先用溶剂拭去，然后再备皮。

二、常见手术的消毒范围

原则上消毒范围根据手术操作所需暴露范围决定，通常较暴露范围扩大 15 cm 左右。部分外科手术暴露范围并非只包括手术切口，还有可能暴露对侧正常区域作为对照，或者暴露周围活动关节以便查看功能情况等，或者采取隐蔽切口远离手术中心区域，再或者将周边正常区域作为供区用于修复术区，这些类型手术常见于整形外科、骨科、乳腺外科等。这些类型手术消毒范围多无定式，应当在满足扩大 15 cm 消毒的基础上灵活变动，尤其是涉及术中需要改变体位铺巾容易移位以及多个术区的手术，可以适当扩大消毒范围。如遇整形外科抽脂手术、烧伤切削痂植皮手术时，甚至几乎需要全身皮肤消毒。

颅脑手术面部消毒范围包括眉弓至耳根上沿连线以上的额部和顶部，脑后消毒范围包括向上与顶部消毒范围汇合，下方至第七颈椎棘突平面，两侧至耳根后方及胸锁乳突肌后沿（图 2.1）。

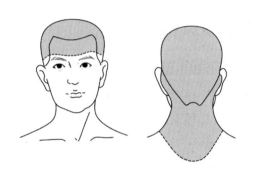

图 2.1　颅脑手术消毒范围

　　颈部手术消毒范围包括：上方至下颌下沿，下方到乳头连线上方，两侧至胸锁乳突肌后沿及肩峰水平（图 2.2）。

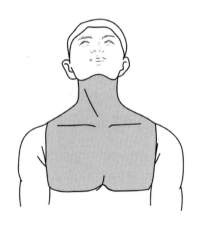

图 2.2　颈部手术消毒范围

胸部手术消毒范围包括：上方至颈根部、下方至肋弓下沿、前面至对侧乳头以下、后面至对侧肩胛下角线，上臂消毒范围还包括术侧腋窝、肩部及上臂近端（图2.3）。

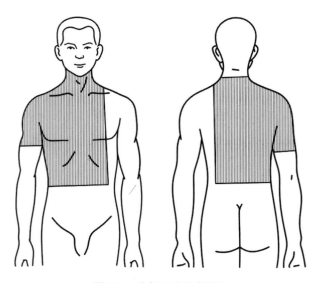

图2.3 胸部手术消毒范围

腹部手术消毒范围包括：上方至乳头连线下方，下方至耻骨联合水平，两侧至腋中线水平（图2.4）。

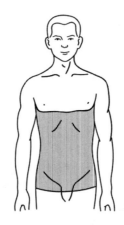

图 2.4　腹部手术消毒范围

　　腹股沟手术消毒范围包括：上方至脐平面以下，下方至大腿中部，两侧至腋后线水平（图 2.5）。

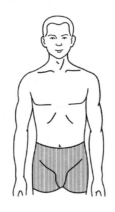

图 2.5　腹股沟区手术消毒范围

肾脏手术的消毒范围包括：上方至乳头连线以下，下方至耻骨联合水平，前方至对侧髂前上棘，后方至对侧肩胛下角线（图 2.6）。

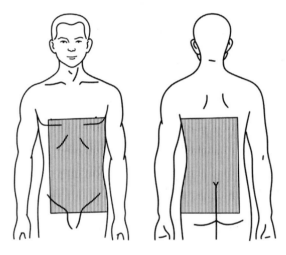

图 2.6　肾脏手术消毒范围

会阴部手术消毒范围包括：前方至耻骨联合与肚脐连线中点平面，后方至尾椎平面，两侧至大腿的中上 1/3（图 2.7）。

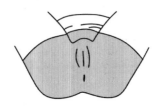

图 2.7 会阴部手术消毒范围

四肢手术消毒范围如图 2.8 所示。

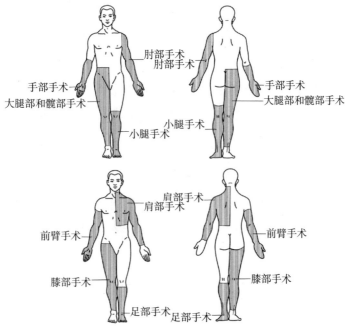

图 2.8 四肢手术消毒范围

三、临床常用的消毒方法

临床手术野消毒的经典方法是碘酊消毒法：先以 5%碘酊溶液（头面部、颈部等皮肤娇嫩部位用 2.5%碘酊溶液）涂抹一次，待其自然干燥后，再用 75%的酒精溶液擦尽碘酊。碘酊消毒法要求用碘酊消毒完毕后一定要用酒精将碘酊擦干净，否则会造成皮肤灼伤。对于会阴部等皮肤特别娇嫩的部位，临床上一般采用硫柳汞消毒法，即用 0.1%硫柳汞溶液擦洗两次。此外，也可以用 0.1%新洁尔灭溶液擦洗 3 次，或用 2%红汞溶液擦 1 次，再用酒精擦 2 次。

随着药学的不断发展，现在临床普遍使用碘伏类消毒液用于术区消毒，尤其是聚维酮碘（碘伏）是目前对皮肤无明显伤害、过敏作用，也可适用于黏膜，甚至创面的一类消毒液。采用碘伏消毒时，通常进行 3 遍消毒，注意后一次消毒范围不要超过前一次消毒边界，不需要再进行酒精脱碘。碘伏对口鼻腔、会阴部黏膜无明显刺激，但对眼结膜、角膜仍有一定刺激，需注意勿使其入眼。

清洁切口的消毒顺序是：如果切口位于一个水平面上，应由手术区中心部位向四周涂擦，可以以切口为中心画圈式逐渐往外消毒，也可以以切口为中心对称向双侧消毒一部分，再在四周外侧回字形消毒，注意不可留白，不可往复回消；如果切口不位于一个水平面上，则先消最上面，再逐渐向下涂抹，否则上方的消毒液会流下污染下方已消毒的区域。消毒中注意已经接触污染部位的药液纱布，不应再返擦清洁处。

如果是感染伤口或肛门等处手术，消毒顺序则应改为自手术区外周涂向感染伤口或会阴肛门处。

四、铺盖无菌治疗巾

手术区消毒后，铺无菌布单。铺盖无菌布单的目的是除显露手术所必需的皮肤区以外，遮盖住其他部位，以避免和尽量减少手术中的污染。此外，现在一般还可在手术区的皮肤上粘贴无菌塑料薄膜，切开后薄膜仍黏附在伤口边缘，可防止皮肤常存细菌在术中进入伤口。

小手术仅盖一块孔巾即可，对于较大手术，须铺盖无菌巾和其他必要的布单等。原则是除手术野外，至少要有两层无菌布单遮盖。一般的铺巾方法如下：用4块无菌巾，每块的一边双折少许，掩盖手术切口周围，每侧铺盖一块无菌巾。通常先铺操作者的对面，或铺相对不洁区（如会阴部、下腹部），最后铺靠近操作者的一侧，并用布巾钳夹住交角处，以防止移动。无菌巾铺下后，不可随便移动，如位置不准确，只能由手术区向外移，不能向内移动。然后根据情况，再铺中单、大单。大单的头端应盖过麻醉架，两侧和足端部应垂下超过手术台边至少 30 cm。

对于复杂暴露区域的铺巾，可能需要将治疗巾围绕躯体铺巾。如肩关节手术，需要助手协助抬起肩关节，消毒后在肩关节下方先铺中单打底，再围绕肩关节铺小单并用巾钳收紧固定后放在中单上面，助手放下肩关节压在中单上面，另取一块中单继续覆盖头颈部及胸腹部，并与第一块中单形成拼接之势，完全覆盖肩关节周围所有非无菌区及无菌物品，如床单等，然后再将手臂穿过大单孔洞，完成铺巾。这类复杂铺巾常见于整形外科与骨科的头颈部手术、关节手术、肢体手术等。

第二节　手术人员洗手法

[适应证]

凡进入手术室直接参加手术的医护人员都必须洗手。

[禁忌证]

手臂皮肤破损或有化脓性感染。

[准备工作]

1.洗手前必须更换手术室专用衣、裤、鞋，戴好消毒口罩、帽子。口罩必须遮住口与鼻孔，帽子应完全遮住头发。

去除饰物，修剪指甲，除去甲缘下积垢。

2.将双侧衣袖卷至肘上 10 cm 处，上衣的下摆塞在裤腰内。

[操作方法]

手臂消毒方法很多，现介绍三种方法供手术人员选择应用。

1.肥皂洗刷酒精浸泡法

（1）将双手及臂部先用肥皂擦洗一遍，再用自来水冲洗干净。

（2）取消毒毛刷蘸消毒肥皂水，按顺序交替刷洗双侧指尖、手指、手掌、手背、前臂、肘部至肘上 10 cm。应特别注意刷洗甲缘、指蹼、掌纹及腕部的皱褶处。刷洗动作要稍用力并稍快，刷完一遍后用自来水冲洗干净。在刷洗和冲洗过程中，应保持手指在上，手部高于肘部，使污水顺肘部流下，以免流水污染手部。

（3）另换一个毛刷，按上法再洗刷两遍。刷洗三遍时间共计 10 分钟。

（4）用无菌干毛巾先擦干双手，后折成三角形，搭在一手背，注意三角形整边朝上，自手指向上臂方向依次拭干已刷洗过的部位；同法擦干另一侧。

（5）将手和手臂浸泡于 70% ~ 75% 酒精中 5 分钟，

浸泡范围到肘上 6 cm。

（6）在刷洗过程中，如不慎污染了已刷洗的部位，则必须重新刷洗。如经消毒液浸泡处理后不慎被污染，必须重新刷洗 5 分钟，擦干，并重新在 70% ~ 75% 酒精中浸泡 5 分钟。浸泡手臂时，手在酒精中手指要张开、悬空，并时时移动。

（7）浸泡 5 分钟后，悬空举起双手前臂，使手上酒精沿肘流入浸泡桶中，双手上举胸前呈拱手姿势进入手术间内，待手臂上消毒液干后再穿无菌手术衣和戴无菌手套。担任消毒病人皮肤者，应在替病人消毒皮肤后再在酒精内泡手 1 ~ 3 分钟，方可穿无菌手术衣和戴无菌手套。

2. 葡萄糖酸氯己定外科刷手程序

（1）用肥皂清洁双手至上臂，用流动水冲净。

（2）取无菌刷一把，压取 1 ~ 2 泵（3 ~ 5 ml）爱肤佳洗手液，由指尖至肘上 10 cm 按三节六面由下向上充分刷洗双手各面（指尖到腕关节为第一节；腕关节到前臂上份为第二节；前臂上份到上臂中份为第三节），刷洗 3 分钟，每节开始时应覆盖上节，刷完后用流动水冲净泡沫。注意：冲洗时，手向上、肘关节向下、水从肘关节流下，手不要触及周围的物品。

（3）待手上的水稍滴干，或用消毒后的清洁正方形毛巾擦干。擦干时注意毛巾两面各自接触一个上肢，不要互相接触。擦干时遵循由远及近方式，先以一面以毛巾展开姿态将一只手擦干并保持展开，再顺势以另一面将另一只手擦干，一手提起毛巾对角，对折成等腰直角三角形态，记住此面接触哪只手，便将三角毛巾以折边朝同一只肘部，直角朝手部，放置于腕关节处，一手同时抓住两个毛巾对角，逐渐朝近端小幅度旋转移动，擦干前臂及肘关节。然后继续一手提起毛巾对角，另一只手提起对侧对角，翻转毛巾，沿折痕将另一面折叠，依然形成等腰三角形，同样方法放于未擦干的手腕处，逐渐往上擦干。手上水干后，压取 1 ~ 2 泵（3 ~ 5 ml）葡萄糖酸氯己定洗手液于手上，以七步洗手法揉搓双手，再依次揉搓前臂、肘关节 3 分钟，再取 1 泵双手七步洗手法互相揉搓以加强手部消毒，无须再用水冲净。

（4）到所在手术间取无菌毛巾将双手及前臂擦干即可。

（5）所有连台手术均按上述方法重新刷手。

3. 苯扎氯铵外科刷手程序

（1）用肥皂清洁双手至上臂，用流动水冲净。

（2）取无菌刷一把，压取 1 ~ 2 泵（3 ~ 5 ml）洛本清消毒液，由指尖至上臂中份按三节六面由下向上充分刷洗双手各面（指尖到腕关节为第一节；腕关节到前臂上份为第二节；前臂上份到上臂中份为第三节），刷洗 3 分钟，每节开始时应覆盖上节，刷完后用流动水冲净泡沫。注意：冲洗时，手向上、肘关节向下、水从肘关节流下，手不要触及周围的物品。

（3）待手上的水稍滴干，或用消毒后的清洁正方形毛巾擦干。擦干时注意毛巾两面各自接触一个上肢，不要互相接触。擦干时遵循由远及近的方式，先以一面以毛巾展开姿态将一只手擦干并保持展开，再顺势以另一面将另一只手擦干，一手提起毛巾对角，对折成等腰直角三角形态，记住此面接触哪只手，便将三角毛巾以折边朝同一只肘部，直角朝手部，放置于腕关节处，一手同时抓住两个毛巾对角，逐渐朝近端小幅度旋转移动，擦干前臂及肘关节。然后继续一手提起毛巾对角，另一只手提起对侧对角，翻转毛巾，沿折痕将另一面折叠，依然形成等腰三角形，同样方法放于未擦干的手腕处，逐渐往上擦干。手上水干后，压取 1～2 泵（3～5 ml）洛本清消毒液于手上，以七步洗手法揉搓双手，再依次揉搓前臂、肘关节 3 分钟，再取 1 泵双手七步洗手法互相揉搓以加强手部消毒，无须再用水冲净。

（4）无须再用水冲洗或擦干，自然干后即可穿无菌手术衣，戴无菌手套。

（5）所有连台手术均按上述方法重新刷手。

[问答]

1. 洗手的目的是什么？

洗手是为了消灭手术人员手及臂部皮肤表层及部分深层的细菌，以免造成手术人员手上所携带的细菌直接污染手术野。

2. 肥皂刷手原理是什么？

肥皂刷手的原理是利用毛刷的机械刷洗及通过皂化作用，使皮肤浅表细菌数目大为减少，再经浸泡化学消毒剂消灭寄居在手和臂部皮脂腺、毛囊、汗腺的深部细菌，从而达到手臂消毒之目的。

第三节　穿、脱无菌手术衣

[适用范围]

任何一种洗手方法都不能完全消灭皮肤深处的细菌，这些细菌在手术过程中逐渐移行到皮肤表面并迅速繁殖生长，故洗手之后必须穿上无菌手术衣，戴上无菌手套，方可进行手术。

[准备工作]

1. 在穿无菌手术衣与戴无菌手套前，手术人员必须完成外科洗手步骤，并晾干手臂消毒液。

2.无菌手术衣包事先由巡回护士打开。

[操作方法]

1.穿无菌手术衣的方法

（1）从已打开的无菌衣包内取出无菌手术衣一件，在手术间内找一较开阔的地方穿手术衣。先认准衣领，用双手提起衣领的两角，充分抖开手术衣，注意勿将手术衣的外面对着自己。

（2）看准袖筒的入口，将衣服轻轻抛起，双手迅速同时伸入袖筒内，两臂向前平举伸直，此时由巡回护士在后面拉紧衣带，双手进入袖筒但不伸出。

（3）双手在袖筒里面交叉提起腰带，由巡回护士在背后接过腰带并协助系好腰带和后面的衣带。

2.脱手术衣的方法

（1）他人帮助脱衣法：自己双手向前微屈肘，巡回护士面对脱衣者，握住衣领将手术衣向肘部、手的方向顺势翻转、扯脱。此时手套的腕部正好翻于手上。

（2）个人脱衣法：脱衣者左手抓住右肩手术衣外面，自上拉下，使衣袖由里外翻。同样方法拉下左肩，然后脱下手术衣，并使衣里外翻，保护手臂及洗手衣裤不被手术衣外面所污染，并将手术衣扔入污物袋内。

[问答]

穿无菌手术衣时应注意什么？

（1）穿无菌手术衣必须在手术间内比较开阔的地方进行。一旦手术衣接触到未消毒的物件，立即更换。

（2）若发现手术衣有破洞，应立即更换。

（3）穿好手术衣后，如手术不能立即开始，应将双手插入胸前特制的衣袋中，并选择手术间内较空旷处站立等待。

第四节　戴无菌手套

[适用范围]

任何一种洗手方法都不能完全消灭皮肤深处的细菌，这些细菌在手术过程中逐渐移行到皮肤表面并迅速繁殖生长，故洗手之后必须穿上无菌手术衣，戴上无菌手套，方可进行手术。

[准备工作]

1. 在穿无菌手术衣与戴无菌手套前，手术人员必须完成外科洗手步骤，并晾干手臂消毒液。

2.无菌手套由巡回护士备好。

[**操作方法**]

1.穿无菌手术衣方法

见第二章第三节相应部分。

2.戴无菌手套方法

（1）穿好手术衣后，取无菌手套一副。

（2）取手套时只能捏住手套口的翻折部，不能用手接触手套外面。

（3）对好两只手套，使两只手套的拇指对向前方并靠拢。右手提起手套，左手插入手套内，并使各手指尽量深地插入相应指筒末端。再将已戴手套的左手指插入右侧手套口翻折部之下，将右侧手套拿稳，然后再将右手插入右侧手套内，最后将手套套口翻折部翻转包盖于手术衣的袖口上（图2.9）。

（4）若为有粉手套，用消毒外用生理盐水洗净手套外面的滑石粉。

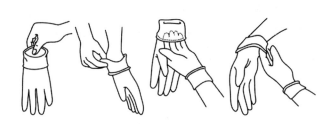

图2.9　戴无菌手套

[问答]

戴无菌手套必须注意哪些事项？

（1）手术人员应根据自己手的大小选择合适手套。

（2）一定要掌握戴无菌手套的原则，即未戴手套的手，只允许接触手套内面，不可触及手套的外面；已戴手套的手则不可触及未戴手套的手或另一手套的内面。

（3）手套破损须及时更换，更换时应以手套完整的手脱去应更换的手套，但勿触及该手的皮肤。

第五节　手术基本操作

一、切开

切开皮肤时不可使皮肤随刀移动，术者应该左手拇、食二指分开，绷紧固定切口两侧皮肤，右手执刀与皮肤垂直切开。否则，切成斜形的创口不好缝合，会影响愈合。切开时用力要均匀，一刀切开皮肤全层，避免多次切割致切口不整齐（图2.10）。

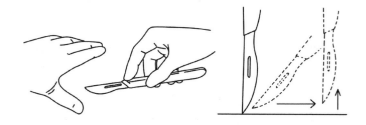

图 2.10　皮肤切开法

切开筋膜时，先用刀切一小口，然后用组织剪将其与深面的组织分离，切开或剪开筋膜。

切开肌肉时，一般用钝剪或血管钳顺其肌纤维方向分开一小口，然后用刀柄和手指将其分开至需要的长度。有时候也可以横形剪断。

二、缝合

缝合的目的是借缝合的张力维持伤口边缘相互对合以消灭空隙，有利于组织愈合。切口的良好愈合与正确选用缝合方法、合理选择缝合材料及精细的操作技术有关。在临床上若缝合不当可导致严重并发症，甚至危及病人生命。实习中要注意掌握常见的缝合方法和原则。

根据缝合后切口边缘的形态将缝合分为单纯、内翻、外翻三类，每类又有间断或连续两种缝合方法。

1.单纯缝合法：为外科手术中广泛应用的一种缝合法，缝合后切口边缘对合。

（1）单纯间断缝合法，临床上最常用。

（2）单纯连续缝合法的优点是节省用线和时间。

以上两种方法常用于皮肤、皮下组织、腹膜及胃肠道等的缝合。

（3）"8"字形缝合法，实际上是两个间断缝合。此种缝合方法结扎较牢固且可节省时间，常用于缝合腱膜及缝扎止血。

（4）连续扣锁缝合法，又称毯边（锁边）缝合法，闭合及止血效果较好，常用于胃肠道吻合时后壁全层缝合。

2.内翻缝合法：缝合后切口内翻，外面光滑，常用于胃肠道吻合时的缝合。

（1）垂直褥式内翻缝合法，又称伦勃特（Lembert）缝式合法。分间断与连续两种，常用的为间断法。在胃肠吻合及肠肠吻合时用以缝合浆肌层。

（2）水平褥式内翻缝合法

A.间断水平褥式内翻缝合法，又称何尔斯得（Halsted）缝合法。用以缝合浆肌层或修补胃肠道小穿孔。

B. 连续水平褥式内翻缝合法，又称库兴（Cushing）氏缝合。多用于缝合浆肌层。

C. 连续全层水平褥式内翻缝合法，又称康乃尔（Connell）氏缝合。多用于胃肠吻合时缝合前壁全层。

（3）荷包口内翻缝合法，用于埋藏阑尾残端、缝合小的肠穿孔或固定胃、肠、膀胱、胆囊造瘘等引流管。

3. 外翻缝合法：缝合后切口外翻，内面光滑。常用于血管吻合、腹膜缝合、减张缝合等。有时亦用于缝合松弛的皮肤（如老年或经产妇腹部、阴囊皮肤等）防止皮缘内卷，影响愈合。可分为间断水平褥式外翻缝合法、间断垂直褥式外翻缝合法、连续外翻缝合法。

三、外科缝合材料（缝线）

根据缝合材料的来源，可将缝合材料分为天然缝合材料和人工缝合材料两大类。其中每类又分为可吸收性和非吸收性两种。

（一）非吸收性缝合线

1. 天然非吸收性缝合线

（1）丝线：丝线应用最普遍，一般染成黑色。它的特点是有一定的张力程度，较柔韧，打结牢固，组织反应小，价格便宜。若用于污染手术易致感染。它不能长期保持最初的强度，故不宜用于大血管手术。

使用丝线时的注意事项：

A.丝线组织反应虽轻，但为不吸收的永久性异物，因此在可能的情况下尽量先用较细丝线或少用。

B.丝线经过反复加温消毒及长期浸泡后抗张力都会下降，在进行重要的结扎时需注意其抗张力强度。

C.使用丝线时须打湿，以增强其拉力。

（2）金属线：张力强度最高，组织反应小，感染率低，拉力大但不易打结，有切割组织作用，多用于骨缝合、张力缝合，常用的有不锈合金钢丝、钛丝等。

2.人工合成非吸收性缝合线

（1）单纤维尼龙线：与无创伤针联合使用。用于各种精细缝合（如血管吻合等）。

（2）多纤维尼龙线：用于腹部和其他部位的减张缝合。

尼龙线组织反应极小，较滑，结线易松，故必须打结5～6次，剪线应距线结10 mm，以防松脱。

（二）可吸收性缝合线

1.天然可吸收性缝合线

（1）肠线：是用羊肠黏膜下胶质胶合而成。分普通肠线和铬制肠线两种，普通肠线 3 ~ 4 周可完全吸收，铬制肠线 8 周后可吸收。因具有可吸收性，可用于感染切口。但组织反应大，质量不稳定。

（2）胶原线：较羊肠线光滑，均匀，不易磨损，性质与肠线相似。

2. 人工合成可吸收缝合线

（1）聚醋酸纤维尼龙线（又称合成肠线）：无毒性，张力大，组织反应小，6 ~ 8 个月可完全吸收，适用于整形外科。

（2）聚羟基乙酸线：较同等强度缝线为粗，柔韧性良好，既有非吸收合成线的优点，又能被吸收，故广泛用于各科手术。但张力大的部位要慎用，心血管手术不宜采用。

（3）聚二氧杂环己酮线：为单丝线，张力强，质地柔软，光滑，不易磨损，组织反应小。

（三）注意事项

1. 无论何种缝线（可吸收或不可吸收），均为异物，因此应尽可能选用较细缝线或少用。一般选用线的拉力能胜过组织张力即可。为减少缝线量，肠线宜用于连续缝合，丝线宜用于间断缝合。

2. 一般来说，1 号丝线用作皮肤、皮下组织及部分内脏，或用于小血管结扎，4号或7号丝线用作较大血管结扎止血，肌肉或肌膜或腹膜缝合时应用。10号丝线仅用于减张性缝合及在结扎未闭的动脉导管时用。5–0、7–0丝线作较小血管及神经吻合用。

3.增加缝合后切口抗张力的方法是增加缝合密度而不是增粗缝线；虽然连续缝合的力量分布均匀抗张力较用间断缝合者强，但缺点是一处断裂将使全部缝线松脱和伤口裂开，同时连续缝合的线较多，异物反应亦较大，特别是伤口感染后的处理较间断缝合伤口更为困难，如无特殊需要，一般少用连续缝合。

4.缝合切口时应将创缘对合好，垂直进针和出针，包括切口2/3深度，不宜过深或过浅；结扎时以将创缘对拢为宜，不宜过紧或过松。缝合切口过浅或过松将留下死腔，形成积血、积液，或切口对合不齐，导致伤口感染或裂开；过深则皮缘易内卷或下陷，过紧可能影响切口血液循环，妨碍愈合。以间断缝合为例，一般情况下每针边距0.5～0.6 cm，针距1.0～1.2 cm，缝线线头应留长，一般为0.5～0.8 cm，便于日后拆除。

5.已经感染的伤口除皮肤外，不宜用丝线缝合。

四、止血与剪线

止血：应分层进行，用血管钳尖端斜着夹住出血点，尽量少夹周围组织（图 2.11）。助手先将血管钳竖起，待术者把线绕过后，即放低血管钳，使其尖端翘起，术者打好第一个结后，助手松开血管钳，此时术者应在移去血管钳的同时，将第一个结继续扎紧，然后再打第二个结，注意要打成方结。

剪线：用剪刀的近尖端处，紧靠缝线滑下至线结，再将剪刀侧转倾斜约 45°，然后将线剪断（图 2.12）。

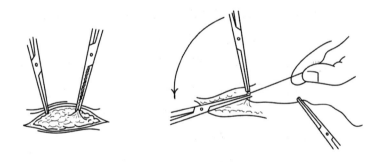

图 2.11 正确止血法

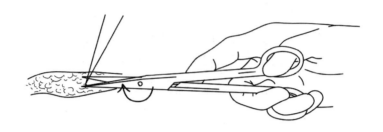

图 2.12　剪线的方法

五、打结法

　　正确而熟练地打结是外科医生必备而又重要的基本功，是保证手术成功的关键。因为手术中的止血和缝合均需进行结扎，而结扎是否牢固可靠，又与打结的方法是否正确有关。结如果打得不牢固，出现松动、滑脱，就会引起术后出血、消化道瘘、胆瘘等并发症，轻则给病人带来痛苦，重则危及病人生命。可见，打结是外科手术操作中十分重要的技术，在实习中要首先了解正确的打结方法，然后逐渐熟练掌握。

　　1. 结的种类

　　（1）平结：又称方结、缩帆结，是外科手术中主要的打结方式。其特点是结扎线来回交错，第一个结与第二个结方向相反，着力均匀，不易滑脱，牢固可靠。用于较小血管和各种缝合时的结扎。

（2）三重结：在平结基础上再重复第一个结，共三个结，第二个结和第三个结方向相反，加强了结扎线间摩擦力，防止结线松散滑脱，因而牢固可靠，用于较大血管的结扎。重复2个二重结即为四重结，仅在结扎特别重要的大血管时采用。

（3）外科结：打第一个结时缠绕两次，打第二个结时仅缠绕一次，其目的是让第一个结圈摩擦力增大，打第二个结时不易滑脱和松动，使结扎更牢固。因实际操作不便，故平时少用。仅用于大血管或有张力缝合后的结扎。

临床常见打结种类见图2.13。

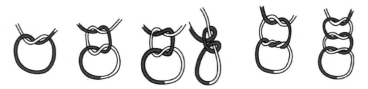

（1）单结 （2）方结 （3）假结 （4）滑结 （5）外科结 （6）三重结

图2.13 结的种类

2. 打结方法

（1）单手打结法，为最常用的一种方法，作结速度快，节省结扎线，左右手均可作结，简便迅速。

（2）双手打结法，也较常采用，结扎可靠，主要用于深部或组织张力较大的缝合结扎，缺点是作结速度较慢，结扎线需较长。

（3）持针钳打结法，用持针钳或血管钳打结，常用于体表小手术或线头短用手打结有困难时。其优点是仅术者一人操作，方便易行，节省线，缺点是当有张力缝合时，不易扎紧。

注意事项：

1.无论用何种方法打结，第一结和第二结的方向不能相同，否则即成假结，容易滑脱；即使两结的方向相反，如果两手用力不均匀，只拉紧一根线，即成滑结。两种结均应避免。

2.打结时，每一结均应放平后再拉紧，如果未放平，可将线尾交换位置，忌使成锐角，否则，稍一用力即会将线扯断。

3.结扎时，用力应缓慢均匀。两手的距离不宜离线结处太远，特别是深部打结时，最好是用一手指按线结近处，徐徐拉紧，否则，均易将线扯断或未结扎紧而滑脱。

第六节 清创术

[适应证]

1. 在病情允许情况下，越早越好，无明显感染表现，亦可清创。

2. 已有感染，但伤口有异物或较多坏死组织，也可清创，清创后伤口行二期缝合。

3. 理想时间：伤后 8 小时以内，头面、手部伤口伤后 12 小时以内。

[操作步骤]

物品准备：无菌手术包、肥皂水、无菌生理盐水、3% 双氧水、碘伏、1 : 5 000 新洁尔灭溶液、10 ml 无菌注射器、2% 利多卡因、绷带、宽胶布、止血带等。

操作步骤

1. 戴帽子、口罩、无菌手套。

2. 初步处理伤口：移去伤口表面覆盖物，大量生理盐水冲洗伤口，用 3% 双氧水冲洗伤口，直至出现泡沫，再用生理盐水冲洗伤口，此过程可反复重复多次。擦干伤口，初步检查伤口内有无活动性出血、异物，有无合并神经、血管、肌腱损伤等。

3.再次处理伤口：脱手套，完成外科洗手步骤，常规消毒铺巾（注意勿使消毒液流入伤口），术者戴无菌手套。

4.局部麻醉：用2%利多卡因沿伤口外周，距伤口边缘1~2cm，作局部浸润麻醉。

5.清理伤口修剪创缘皮肤，结扎活动性出血点，去除异物和凝血块，切除失活组织，3%双氧水及生理盐水再次冲洗伤口。清创后伤口如何处理根据伤口情况决定。

若无一期缝合的指征，则消毒皮肤，覆盖敷料，胶布固定。手术完毕。

若有一期缝合的指征，则继续行一期缝合。

（1）缝合伤口（间断缝合皮肤）。

（2）缝合后处理：消毒皮肤，覆盖敷料，胶布固定。

第七节　开放性伤口的止血包扎

[适应证]

1.适用于各种出血情况下的急救止血与包扎，尤其是大出血的急救处理。

2.目的：压迫止血、保护伤口、固定敷料、减少污染、固定骨折与关节、减少疼痛。

[**止血方法**]

动脉出血呈鲜红色，速度快，呈间歇性、喷射状；静脉出血为暗红色，为速度慢的持续涌出；毛细血管出血为渗血。常用的止血方法有指压法、加压包扎法、填塞法、屈肢法、钳夹法和止血带法等。

（一）指压法

用手指压迫动脉经过骨骼表面的部位，进行止血。头部大出血，可压迫一侧颈总动脉、颞动脉或颌动脉；上臂出血可根据损伤部位压迫腋动脉或肱动脉；下肢出血可压迫股动脉等。

1. 颜面和颈部出血：颈部出血时在胸锁乳突肌的内侧将颈总动脉朝向第 6 颈椎横突压迫。颜面出血，在下颌角前 1.5 cm 处压迫面动脉。头皮的前半部出血在耳前对着下颌关节压迫颞浅动脉，后半部出血在耳后乳突与枕骨后粗隆间压迫枕动脉。

2. 上肢出血：依出血部位的不同，可在锁骨上凹、胸锁乳突肌外缘向第一肋压迫锁骨下动脉，或在上臂中上段肱二头肌内侧沟处，将肱动脉压在肱骨干上，可止住同侧的手部、前臂、上臂中下段的动脉出血。

3. 下肢出血：依出血部位，分别在腹股沟韧带中点、腘窝及踝关节前后方压迫股动脉、腘动脉及胫前、后动脉。

指压法止血是应急措施，因四肢动脉有侧支循环，所以其效果有限、难以持久。因此，应根据情况适时改用其他止血方法。

（二）加压包扎法

该方法是最常用的止血方法，适用于一般小动脉和静脉的出血。先将灭菌纱布或敷料填塞于伤口，或置于伤口上，之后外加纱布垫压，再以绷带加压包扎。包扎的压力要均匀，范围要大，伤肢包扎后应抬高。

（三）填塞法

适用于肌肉骨端等渗血。先将 1 ~ 2 层大的无菌纱布铺盖伤口，以纱布条或绷带充填其中，再加压包扎。此法止血不够彻底，且可能增加感染机会。另外，在清创去除填塞物时，凝血块同填塞物可能同时被取出，出现较大出血。

（四）屈肢法

利用关节的极度屈曲，压迫血管达到止血的目的，如前臂或小腿出血则在肘窝或腘窝放一棉垫，再使关节极度屈曲，然后将小腿与大腿或前臂与上臂用"8"字绷带将其捆拢。

（五）钳夹法

用止血钳直接钳夹出血点止血系最有效、最彻底、损伤最小的止血方法。盲目钳夹有可能损伤并行的血管、神经或其他重要组织，转运搬动时有可能松脱或撕脱大血管。因此，此法必须在直视下准确进行，同时做好有效固定。

（六）止血带法

一般适用于四肢伤大出血，且加压包扎无法止血的情况。使用止血带时，接触面积应较大，以免造成神经损伤。止血带的位置应靠近伤口的最近端，止血带中以局部充气止血带最好，其不良反应小。在紧急情况下，也可使用橡胶管、三角巾或绷带等代替，禁用细绳索或电线等充当止血带。

止血带使用方法：

1. 止血带必须安置在患肢伤口的近心端。肘关节以下的伤口，应将止血带安置在上臂；膝以下的伤口应安置在大腿。

2. 在选定安置止血带的部位先包一层布或单衣，以保护皮肤和神经。然后将气囊止血带缚在上臂或大腿，用血压计连接止血带的橡胶管。利用血压计的橡皮球把气囊充气到伤口不再出血，或升压到患者的收缩压以上，并用止血钳夹住止血带的橡胶管。若使用橡胶管做止血带，更需包一层布再上止血带。手持橡胶管中部的两端边拉边将橡胶管围绕肢体2周，然后用止血钳在管子的交接处夹住。如伤口未停止出血，说明止血带过松，应重新增加张力固定至出血停止。

3. 三角巾代替止血带：先用一块布折成小垫，放在上臂肱动脉的表面，用一条三角巾折成条带状，将条带的中点放在小垫上。然后交叉拉紧条带，围绕肢体2周，继续拉紧打结。

使用止血带注意事项：

1）上止血带前抬高患肢2~3分钟，增加静脉向心回流。

2）上止血带的部位不应距离出血点太远，以免更多组织缺血。

3）不应缚扎过紧，以止住血为度。

4）每隔1小时放松1~2分钟，使用时间一般不超过4小时。

5）上止血带的伤员须有显著标识，并注明启用时间。

6）松止血带之前，应先输液或输血，补充血容量，打开伤口，准备好止血用器材，然后再松止血带。

7）因止血带使用时间过长、远端肢体已发生坏死者，应在原止血带的近端加上新止血带，然后再行截肢手术。

[包扎方法]

（一）绷带包扎法

包扎的目的是保护伤口、减少污染、压迫止血、固定骨折、关节和敷料并止痛。最常用的材料是绷带、三角巾和四头带。无上述物品时，可就地取材用干净毛巾、包袱布、手绢、衣服等替代。在进行伤口包扎时，动作要轻巧，松紧要适宜、牢靠，既要保证敷料固定，又不影响肢体血液循环。包扎敷料应超出伤口边缘 5 ~ 10 cm，遇有外露污染的骨折端或腹内脏器，不可轻易还纳。

包扎方法有环形包扎、螺旋反折包扎、"8"字形包扎和帽式包扎等。包扎要掌握"三点一走行"，即绷带的起点、止点、着力点（多在伤处）和走行顺序，以达到既牢固又不能太紧的目的。先在创口覆盖无菌纱布，然后从伤口低处向上，左右缠绕。包扎伤臂或伤腿时，要尽量设法暴露手指尖或足趾尖，观察血液循环。绷带用于胸、腹、臀、会阴等部位容易滑脱，所以绷带包扎一般用于四肢和头部。

（二）三角巾包扎法

普通三角巾和带形、燕尾式三角巾，可用于身体不同部位的包扎，也可用于较大面积创伤的包扎，缺点是不便加压。目前军队使用的急救包体积小，仅一块普通肥皂大小，能防水，其内包括一块无菌普通三角巾和加厚的无菌敷料，使用十分方便。

（三）四头带包扎法

用于胸、腹部伤包扎时较为方便，用于四肢包扎时也不易滑脱。

（四）几种特殊伤的包扎法

1. 开放性颅脑伤：颅脑伤有脑组织膨出时，不要随意还纳，以等渗盐水浸湿的大块无菌敷料覆盖，再扣以无菌换药碗，以阻止脑组织进一步脱出，再进行包扎固定。同时患者侧卧位，清除口腔内的分泌物、黏液或血块，保持呼吸道通畅。

2. 开放性气胸：在胸部贯通伤、开放性气胸时，应立即以大块无菌敷料堵塞封闭伤口，在帮助止血的同时将开放性气胸变为闭合性气胸，防止纵隔扑动和血流动力学的改变。在转运医院的途中，患者最好取半卧位。

3. 腹部内脏脱出：腹部外伤有内脏脱出时，不要还纳，以等渗盐水浸湿了的大块无菌敷料覆盖后，再扣以无菌换药碗或无菌的盛物盆等，以防止肠管等内脏进一步脱出，然后再进行包扎固定。如果脱出的肠管破裂，则用肠钳将穿孔破裂处钳夹后一起包裹在敷料内。注意一定要将直接覆盖在肠管上的敷料以等渗盐水浸透，以免粘连，造成肠浆膜或其他内脏损伤，发生肠梗阻或其他远期并发症。

4. 异物插入眼球：严禁将异物从眼球拔出，最好用一只纸杯先固定异物，然后用无菌的敷料围住，再用绷带包扎。

5. 异物插入体内的包扎法：刺入体内的刀或其他异物，不能立即拔除，应用大块敷料支撑异物，然后用绷带固定敷料以控制出血。转运途中小心保护，并避免移动。若伤者是被铁栏杆或铁架等大型物件"刺挂住"，则更不能将伤员立即拔出，应在现场进行抗休克处理的同时，以切割机将刺入体内的钢筋"割下"后再同伤员一起送往医院。在切割时要不停地以冷水浇注钢筋，避免热传导至体内烧伤体内脏器。

[问答]

1. 止血带法止血的注意事项有哪些？

使用止血带的注意事项：①必须作出显著标识（如红色布条），注明和计算时间。②连续阻断血流时间一般不得超过1小时，如必须继续阻断血流，应每隔1小时放松1～2分钟。③要避免止血带勒伤皮肤，勿用绳索、电线等缚扎；用橡胶管（带）时应先在缚扎处垫上1～2层布或单衣。

还可用帆布带或其他结实的布带，加以绞紧作为止血带（勿过紧）。④止血带位置应接近伤口（减小缺血组织范围）。但上臂止血带不应缚在中 1/3 处，以免损伤桡神经；因有两根长骨使血流阻断不全，故前臂和小腿不适用止血带。

2. 前臂和小腿为什么不适合应用止血带？

防止损伤神经。

3. 上臂中 1/3 处为什么不应缚止血带？

防止损伤桡神经。

4. 填塞法、止血带法的优缺点各是什么？

填塞法：主要用于肌肉、骨端等渗血，先用 1 ~ 2 层大的无菌纱布铺盖伤口，以纱布条、绷带等充盈其中，外面加压包扎。此法的缺点是止血不够彻底，且增加感染机会。

止血带法：能有效地制止四肢出血。但用后可能引起或加重肢端坏死、急性肾功能不全等并发症，因此主要用于暂不能用其他方法控制的出血。

5. 现场急救包扎伤口可利用的材料除绷带、三角巾外还有哪些？

常用的材料是绷带和三角巾；抢救中也可将衣裤、中单等裁开作包扎用。无论何种包扎法，均要求包好后固定不移和松紧适度。

6. 三角巾包扎法的优缺点是什么？

三角巾包扎法所用三角巾制作较方便，包扎时操作步骤简洁，且能适应各个部位，但不便于加压，也不够牢固。

第八节　脓肿切开术

[适应证]

局部脓肿形成，穿刺抽得脓液者，均应切开引流。

[术前评估及准备]

1. 合理应用抗生素。

2. 全身情况衰弱者，应加强全身支持治疗。

3. 核对病人信息、评估病人的病情、意识状态、合作程度、有无过敏史、有无适应证等情况。

4. 向患者及其家属解释操作的目的、必要性、可能的风险和需配合的事项，签署侵入操作同意书，安慰患者，消除其紧张情绪。

5. 根据患者情况采取适当体位，如坐位、半坐卧位、平卧位、侧卧位。

[操作准备]

1. 环境准备：环境安全、清洁、舒适、温湿度适宜的操作间。

2. 操作者准备：衣帽整洁、修剪指甲、戴口罩、洗手。

3.病人准备：做好解释，取合适体位，充分暴露切开部位。

4.了解病情：充分了解病情，确认切开位置，做好穿刺标记点，告知病人在操作过程中若感头晕、恶心、心悸、呼吸困难，应及时告知医护人员，以便及时处理。

5.物资准备：清创包、无菌手套、5 ml 及 10 ml 注射器、治疗盘、2% 利多卡因、碘伏、棉签或无菌棉球、油纱、纱布、胶带、标本容器。

[操作步骤]

1.体位：根据病情和需要选择合适体位，并尽量使患者舒服，以便能够耐受较长的操作时间。

2.消毒、铺巾。

3.麻醉：根据脓肿部位、大小、病人的情况等采取不同的麻醉方式。常用的麻醉方式有：局部浸润麻醉、神经阻滞麻醉或蛛网膜下腔阻滞麻醉［腰麻、全身麻醉、联合麻醉（局部浸润麻醉 + 神经阻滞麻醉等）］。

[手术步骤]

以股内侧深脓肿为例

1.切口：皮肤用碘伏消毒，铺无菌巾。局部穿刺抽得脓液后留针按要求送检。切口方向应根据脓肿部位，与股动、静脉和股神经或其他主要血管、神经走行方向平行，以免损伤。

2. 分开肌层，切开脓肿：切开皮肤、皮下组织后，注意避开大隐静脉、股静脉和股动脉或其他主要血管、神经，找到肌层深部脓肿的部位，将脓肿壁做一纵行小切口，用止血钳分进脓腔内排出腔液。再用手指伸入脓腔，分开纤维间隔。再扩大脓肿壁切口，充分清理脓腔，反复冲洗。

3. 置引流条：按脓肿大小与深度放置凡士林纱布条引流或烟卷引流。若有活动性出血可用止血钳钳夹后结扎；一般小渗血用凡士林纱布堵塞，加压包扎后即可止血。

4. 再次消毒，敷料包扎，帮助病人整理衣物。

5. 整理床单、清理用物、做好术后交代及病程记录。

[整理用物]

1. 废弃物分类处理。

2. 可重复使用的物品按要求处置。

[术后指导]

1. 术后每日换药，根据情况逐步拔出引流条，保持伤口干燥，合理使用抗菌药物。

2. 病人如果有任何不适应立即通知医护人员。

[注意事项]

1.深脓肿切口的方向应与动、静脉和神经的走行方向平行,以避免损伤。

2.切开深脓肿前,应注意邻近重要组织的解剖关系——尤其对神经和血管,切勿损伤。如股内侧深脓肿,应注意股动、静脉和股神经;腘窝脓肿,要注意腘动、静脉和胫神经;腋窝部脓肿,要注意腋动、静脉和臂丛神经。

第九节　换药与拆线

一、换药

[目的]

检查伤口有无感染、积液等,清除伤口分泌物,去除伤口内异物和坏死组织,通畅引流,控制感染,促进伤口愈合。

[适应证]

1.手术后无菌的伤口,如无特殊反应,术后3～5天第一次更换敷料;如切口情况良好,张力不大,可酌情拆除部分或全部缝线;张力大的伤口,一般在术后7～9天拆线。

2. 感染伤口，分泌物较多，应每天更换敷料 1 次。

3. 新鲜肉芽创面，隔 1 ~ 2 天更换敷料 1 次。

4. 严重感染或置引流的伤口及粪瘘等，应根据其引流量的多少，决定更换敷料的次数。

5. 烟卷引流伤口，每日更换敷料 1 ~ 2 次，并在术后 12 ~ 24 小时转动烟卷，于术后 48 ~ 72 小时拔除。橡皮片引流，常在术后 24 ~ 48 小时拔除。

6. 橡胶管引流伤口术后 2 ~ 3 天更换敷料，引流 3 ~ 7 天更换或拔除。

[**准备工作**]

1. 换药前戴好口罩、帽子，洗净双手，注意室内空气清新，人数不能过多。

2. 物品准备：无菌治疗碗 2 个，盛无菌敷料，弯盘 1 个（放污染敷料），镊子 2 把，剪刀 1 把，备消毒液棉球、干棉球、纱布、引流条、生理盐水及胶布等。

3. 让病人采取舒适的卧位或坐位，利于暴露创口，冬天应注意保暖。

[**操作方法**]

1. 用手取下外层敷料（勿用镊子），再用镊子取下内层敷料。与伤口粘住的最里层敷料，应先用盐水浸湿后再揭去，以减轻疼痛，并避免损伤肉芽组织或引起创面出血。

2. 用两把镊子操作，一把镊子接触伤口，另一把接触敷料。每次均用接触敷料的镊子夹起消毒棉球或敷料转给接触伤口的镊子。整个操作过程中，接触敷料的镊子始终略高于接触伤口的镊子，避免污染清洁敷料。用消毒棉球清洁伤口周围皮肤，感染伤口由外向内，无菌或清洁伤口由内向外，用盐水棉球清洁创面，轻沾拭去分泌物。清洗时由内向外，棉球的一面用过后，可翻过来用另一面，然后弃去。

3. 表浅伤口内可用生理盐水棉球清理，使脓性分泌物清除干净，外敷等渗盐水或凡士林纱条覆盖包扎。分泌物较多且创面较深时，宜用生理盐水冲洗。

4. 高出皮肤或不健康的肉芽组织，可用剪刀剪平，或先用硝酸银棒腐蚀，再用生理盐水冲洗；或先用纯石碳酸腐蚀，再用75%酒精冲洗。肉芽组织有较明显水肿时，可用高渗盐水湿敷。

5. 普通创面可用消毒凡士林纱布覆盖，必要时用引流条，上面加盖纱布或棉垫，包扎固定。

6. 药液纱条或凡士林纱条，用于填塞脓腔和伤口的引流，均宜满不宜紧，应将其送到伤口的底部，但勿堵塞外口，尾端外露，注意避免引流物遗留在伤口内。

7. 分泌物多的，如肠道腹壁造瘘口周围，可用氧化锌软膏保护周围皮肤。

[**注意事项**]

1. 严格遵守无菌外科技术，更换敷料者如已接触伤口的绷带和敷料，不应再接触换药车或无菌的换药碗。需要物件时可由护士供给或洗手后再取。各种无菌棉球、敷料从容器取出后，不得放回原容器内。污染的敷料须立即放入污物盘或敷料桶内。

2. 更换敷料者应先换清洁的伤口，如拆线等，然后再换感染伤口，最后为严重感染的伤口更换敷料。

3. 更换敷料时应注意取出伤口内的异物，如线头、死骨、弹片、腐肉等，并核对引流物的数目是否正确。

4. 更换敷料动作应轻柔，保护健康组织。

5. 每次更换敷料完毕，须将一切用具放回指定的位置，认真洗净双手后方可给另一患者换药。

[**问答**]

病房更换敷料的最佳时间是什么？

病房更换敷料应在晨间护理或清洁工作完毕后半小时进行。

二、拆线

[适应证]

1.无菌手术切口，局部及全身无异常表现，已到拆线时间，切口愈合良好者。面颈部 4 ~ 5 日拆线；下腹部、会阴部 6 ~ 7 日拆线；胸部、上腹部、背部、臀部 7 ~ 9 日拆线；四肢 10 ~ 12 日拆线，近关节处可适当延期，减张缝线 14 日方可拆线。

2.伤口术后有红、肿、热、痛等明显感染者,应提前拆线。

[注意事项]

遇有下列情况，应延迟拆线：

1.严重贫血、营养不良、消瘦，轻度恶病质者。

2.严重失水或水电解质紊乱尚未纠正者。

3.老年患者及婴幼儿。

4.咳嗽没有控制时，胸、腹部切口应延迟拆线。

[准备工作]

无菌换药包，小镊子 2 把，拆线剪刀及无菌敷料等。

[操作方法]

1.取下切口上的敷料，用消毒液（酒精、碘伏）由切口向周围消毒皮肤 1 遍。

2.用镊子将线头提起，将埋在皮内的线段，拉出针眼之外少许，用剪刀紧贴皮肤将缝线剪断，以镊子向剪线侧拉出缝线。

3.再用酒精消毒皮肤1遍后用纱布覆盖，胶布固定。

[问答]

1.初期完全缝合的切口，分为哪三类？

（1）清洁切口（即Ⅰ类切口）：指缝合的无菌切口，如甲状腺大部分切除术等。

（2）可能污染切口（即Ⅱ类切口）：是指手术时可能被污染的缝合切口，如胃大部分切除术等。

（3）污染切口（即Ⅲ类切口）：是指邻近感染区或组织直接暴露于感染部位的切口。如阑尾穿孔的切除术。

2.伤口愈合分哪几级？

（1）甲级愈合：是指愈合优良，没有不良反应的初期愈合。

（2）乙级愈合：是指愈合欠佳，愈合处有炎性反应，如红肿、硬结、血肿、积液等，但未化脓。

（3）丙级愈合：是指脓肿切开引流术后的愈合或切口化脓后的愈合。

第十节 吸氧术

[目的]

通过给氧，提高动脉血氧含量和动脉血氧饱和度，纠正缺氧状态，促进组织的新陈代谢，从而维持机体生命活动的一种治疗方法。

[适应证]

1. 氧分压（SPO_2）低于 60 mmHg。

2. 呼吸系统疾病影响患者肺活量。

3. 心功能不全，致呼吸困难者。

4. 昏迷患者。

5. 某些外科手术后呼吸功能不稳定的患者。

[准备]

治疗盘、生理盐水、消毒镊子、无菌棉签、弯盘、绷带、胶布、中心供氧氧气装置、一次性吸氧管、蒸馏水、手电筒、用氧记录单、笔等。

[吸氧]

1. 向患者解释吸氧目的。

2. 戴帽子、口罩、洗手。

3. 检查患者鼻腔，用湿棉签清洁两侧鼻孔。

4. 安装湿化瓶，连接氧气管及鼻导管。

5. 先打开氧气开关，再打开流量表开关。

6. 鼻导管吸氧时，检查导管是否通畅，并润滑鼻导管前端。将鼻导管插入两侧鼻孔内。用胶布将鼻导管固定于鼻翼和面颊部，清洁患者面部。面罩吸氧时，置面罩于患者口鼻部，调整好位置，松紧带固定，松紧适度。

7. 观察吸氧情况，视病情调节氧流量。

8. 记录开始给氧时间，氧流量。

[注意事项]

1. 给氧只是一种对症治疗，给氧同时必须治疗引起血氧下降的原发疾病。

2. 氧气使用一定要注意安全，周围避免有明火出现；如使用氧气筒，一定要检查氧气筒内压力。

3. 急性疾病患者给氧时力求使血氧分压维持在正常范围（80 ~ 100 mmHg），慢性疾病患者氧分压维持在 60 mmHg 以上。

4. 长时间吸入 60% 以上高浓度的氧可造成氧中毒，临床上可有胸闷、咳嗽、呼吸道刺激症状、发绀和呼吸困难加重。氧中毒关键在于预防，避免长时间吸入浓度超过 60% 氧。

5. 对于孕妇给氧需注意要间断给氧，长时间给氧可能造成胎儿视网膜剥脱。

[问答]

1. 鼻导管吸氧可提供的氧流量与吸氧浓度是多少？

答：成人氧流量 1 ~ 3 L/min，婴幼儿氧流量 0.5 ~ 1 L/min，吸入氧浓度可为 30% ~ 40%，适用于氧分压中度下降的患者。

2. 面罩吸氧可提供的氧流量与吸氧浓度是多少？

答：成人氧流量 3 ~ 5 L/min，婴幼儿氧流量 2 ~ 4 L/min，吸入氧浓度可为 40% ~ 60%，可用于病情较严重，氧分压下降较明显的患者。

3. 吸氧时为什么要应用湿化瓶？

答：为了保持患者吸入的气体湿度，防止气道干燥引起不适及黏膜损伤。

4. 应用面罩吸氧有哪些优缺点？

答：面罩吸氧主要优点是吸氧浓度相对稳定，可按需调节，对鼻黏膜的刺激小，缺点是在一定程度上影响患者的咳痰、进食。

5. 慢性呼吸衰竭的患者给氧治疗时，吸氧的原则是什么？

答：原则上给予低浓度、低流量的持续吸氧。

6. 停止吸氧时，先取下鼻塞，再关流量表，对吗？为什么？

答：对，这样可以避免由于关闭流量表操作不当造成患者的不适。

7. 吸氧时患者鼻腔干燥可如何处理？

答：用棉签蘸温水擦拭鼻腔或用甘油湿润鼻腔。

8. 应用鼻塞吸氧，有什么优缺点？

答：鼻塞吸氧主要的优点是简单、方便，不影响咳痰和进食。缺点为氧浓度不恒定，易受患者呼吸的影响。

第十一节　吸痰术

[**目的**]

1. 清理呼吸道分泌物，保持呼吸道通畅。

2. 留取痰标本。

3. 促进呼吸功能改善，预防并发症发生。

[**适应证**]

1. 不能自行清除呼吸道分泌物的患者，如危重、老年、昏迷及麻醉后的、咳嗽无力、咳嗽反射迟钝或会厌功能不全的患者。可清除患者呼吸道分泌物、呕吐物，保持呼吸道通畅，预防并发症发生。

2.误吸呕吐物致呼吸困难者。

3.气道分泌物、溺水、致患者窒息的紧急情况。

[准备工作]

治疗碗内盛无菌生理盐水、型号适宜的一次性吸痰管数根、棉签、纱布、治疗巾、电动吸引器或中心吸引器、弯盘、手电筒，必要时备压舌板、开口器、舌钳、电插板等。

[操作方法]

1.操作者洗手，将应用物品携至床旁，核对病人，向病人解释操作目的，戴口罩，戴手套。

2.协助患者取半卧位或仰卧位，检查病人口鼻腔，如有活动性义齿应取下。将患者头偏向操作者一侧，昏迷患者可用压舌板或张口器帮助张口，铺治疗巾。

3.打开开关，检查吸引器性能是否良好，连接是否正确，根据患者情况调节负压，用生理盐水试吸，检查导管是否通畅。

4.吸少量生理盐水检查是否通畅并湿润导管，连接吸痰管，一手反折吸痰管末端、打开侧孔，另一手持其前端，向口腔插入吸痰管至咽喉部（约 15 cm）。

5.松开吸痰管末端反折，按压侧孔，以轻巧的动作左右旋转、上下提插，以便吸尽气管内痰液。

6.在吸痰过程中，要随时观察病人生命体征的改变，注意吸出物的性状、量、颜色等，吸痰完毕后抽吸生理盐水冲洗管道，关闭吸引器开关。连接氧气管路，清理用物，洗手，做好记录。

[注意事项]

1.严格执行无菌操作，吸痰动作要轻柔，以防止损伤黏膜。

2.在吸痰过程中，要注意观察患者的反应及生命体征的改变，注意吸出物的性质、量及颜色等。

3.每次吸痰时间不超过15秒，以免缺氧，一次未吸尽，隔3～5分钟再吸。

4.注意要间断吸取生理盐水冲洗导管，以防导管被痰液堵塞。

5.痰液黏稠时，可配合雾化吸入等方法使痰液稀释。

6.定时吸痰，如发现喉头有痰鸣音或排痰不畅，应及时抽吸；吸痰过程中如患者发生紫绀、心率下降等缺氧症状，应当立即停止吸痰。

[问答]

1.吸痰时患者恶心、咳嗽，无紫绀等缺氧症状时，该如何处理？

答：如无紫绀等缺氧症状，可以调整吸痰管的深度，减少对咽喉部的刺激，在患者吸气时插到气管深部抽吸。

2. 吸痰过程中插入吸痰管时，为什么要打开侧孔？

答：为了关闭负压，以防造成不适或损伤气道黏膜。

第十二节　胃肠减压

[**目的**]

1. 解除或缓解肠梗阻所致的症状。

2. 通过观察胃肠减压吸出物，观察病情变化和协助诊断。

3. 进行胃肠道手术的术前准备，以减少胃肠胀气。

4. 通过胃管注入药物。

5. 对不能由口进食的患者，可通过鼻导管至胃部供给营养丰富的流质饮食，保证蛋白质与热量的摄入。

6. 术后吸出胃肠内气体和内容物，减轻腹胀，促进伤口愈合及消化功能恢复。

[**适应证**]

1. 肠梗阻、急性胃扩张患者行胃肠减压可减轻胃肠道内压力，减轻呕吐和腹痛的症状。

2. 对胃肠道穿孔者，可防止胃内容物继续漏入腹腔，减轻腹痛和全身中毒症状。

3. 术后行胃肠减压可减轻腹胀,减少胃肠道吻合压力,有利于切口愈合。

[**评估病人**]

1. 了解病人的病情、意识状态、合作程度及鼻腔状况、有无义齿等。

2. 评估病人既往有无接受插入胃管的经验、心理状态等。

3. 有上消化道出血、食管静脉曲张及鼻腔、食管手术的病人不可采用鼻饲。

[**准备**]

1. 环境准备:环境安全、清洁、舒适、温湿度适宜。

2. 操作者准备:衣帽整洁,修剪指甲,洗手、戴口罩。

3. 病人准备:做好解释,取合适体位,患者取半卧位或右侧卧位。

4. 物资准备:治疗盘内置治疗碗(内有压舌板、镊子、胃管、注射器、纱布)、治疗巾、液状石蜡、棉签、胶布、安全别针、弯盘、听诊器、适量温开水(38 ~ 40℃)、一次性胃肠减压器或鼻饲饮料(38 ~ 40℃)等。

[操作步骤]

表 2.1　胃肠减压术操作

	操作步骤	要点与原则
1	携用物至床边，核对病人做好解释	缓解病人紧张、焦虑情绪，取得合作
2	取合适体位	坐位、半坐位可减少胃管通过鼻咽部时的刺激，使胃管易于进入胃内；右侧卧位可借解剖位置使胃管易于进入胃内
3	颌下铺治疗巾，放置弯盘，准备胶布	保持病人衣服、被单的清洁；胶布用于插管完毕时固定胃管
4	取下义齿，清洁鼻腔	防止插管过程中，义齿脱落；观察鼻腔有无疾患
5	取出胃管，测量胃管插入长度，作标记	测量方法：前额发际→剑突或耳垂→鼻尖→剑突，一般成人胃管插入 45 ~ 55 cm
6	塞好胃管尾段的塞子，润滑胃管前端 15 ~ 20 cm	减少插入时的阻力和病人的不适反应，防止胃内容物的反流
7	一手持纱布托住胃管；另一手持镊夹住胃管，从一侧鼻腔轻轻插入	鼻腔内有丰富的毛细血管，插管时手法要轻要稳，以免损伤鼻腔组织

续表

操作步骤	要点与原则
8 当胃管通过咽部时（插管 14 ~ 16 cm 处），嘱病人做吞咽动作（如为昏迷病人，则用左手将病人头部托起，使下颌靠近胸骨柄），同时将管子迅速往前推进至所需长度	如插管过程中病人作呕感持续，请病人张口，用压舌板、电筒检查口腔后部，有无胃管卷曲卡住，如有呛咳、发绀、喘息等误入气管征象，应立即拔出，休息片刻后再行插入；如有可能，鼓励病人饮水或冰碴，在病人吞咽的同时送管，不要强行插管
9 如无呛咳，检查胃管是否在胃内	防止胃管误入气道，造成严重后果；验证胃管在胃内的方法有三种：①用注射器抽吸胃液；②将胃管末端浸入水中无气体逸出，如有大量气体逸出，说明误入气管；③用注射器快速从胃管内注入 10ml 空气，同时，将中诊器置于胃部能听到气过水声
10 用胶布固定于鼻翼及颊部	防止胃管划出和移动引起病人的不适
11 连接一次性胃肠减压器或进行管喂	压下一次性胃肠减压器时，应注意勿将空气压入胃内
14 整理床单位，清理用物	保持床单位的整洁，使病人舒适

[简要步骤]

备齐用物，向病人解释→取合适的体位→颌下铺治疗巾→清洁鼻腔→测量插管长度→用蜡油纱布润滑胃管前段→沿一侧鼻孔轻轻插入胃管→同时嘱患者做吞咽动作→插入深度为 45 ~ 55 cm→证实胃管在胃内→胶布固定胃管于鼻翼及颊部→连接一次性胃肠减压器或管喂→整理床单位，清理用物→做好记录。

[整理用物]

1. 废弃物分类处理。

2. 可重复使用的物品按要求处置。

[护理指导]

1. 指导病人勿牵拉、脱扯或自行拔出胃管。

2. 指导病人勿扭曲、折叠或压迫胃管。

3. 注意保持口腔和鼻腔清洁。

4. 指导病人如果有任何不适应立即通知护理人员。

[注意事项]

1. 插管动作轻柔，在胃管通过食物狭窄处，避免损伤食管黏膜。

2. 插管过程中如患者发生呛咳、呼吸困难、发绀等，应立即将胃管拔出，休息片刻再重新插入。

3. 插管前应了解病人有无上消化道出血史、严重的食管静脉曲张、食管梗阻、鼻腔出血，以防发生损伤。

4.插管时应注意胃管插入的长度是否适宜，插入过长胃管在胃内盘曲，过短不能接触胃内液体，均会影响减压效果，插入深度一般为 45 ~ 55 cm。

5.胃肠减压期间，患者应停止饮食和口服药物，若需从胃管内注入药物，应夹管 1 ~ 2 小时，以免注入药物被吸出。

6.妥善固定胃肠减压管，避免受压、扭曲，负压引流器应低于头部。

7.要随时保持胃管的通畅和持续有效的负压，经常挤压胃管，勿使管腔堵塞，胃管不通畅时，可用少量生理盐水低压冲洗并及时回抽。

8.观察胃管引流液的色泽、性质和引流量，并正确记录，若术后引流出大量鲜血，病人出现烦躁、血压下降、脉搏增快、尿量减少等，应警惕有吻合口出血。

第十三节　三腔二囊管止血法

[目的]

减少食管、胃底静脉曲张破裂导致的出血。

[适应证]

一般止血措施难以控制的门静脉高压症合并食管、胃底静脉曲张破裂的大出血。

1. 经输血、补液、药物治疗难以控制的出血。

2. 手术后、内镜下注射硬化剂或套扎术后再出血，一般止血治疗无效者。

3. 不具备紧急手术的条件。

4. 不具备紧急内镜下行硬化剂注射或套扎术的条件，或内镜下紧急止血操作失败者。

[准备工作]

1. 患者准备

（1）测量生命体征，评估神志状况。

（2）向病人及家属解释操作目的和配合方法。戴帽子、口罩、洗手、戴手套。检查病人鼻腔, 用湿棉签清洗鼻孔。

2. 准备三腔二囊管：充气检查三腔二囊管是否通畅，气囊有无漏气及偏移。合格后，抽尽双囊内气体，以液体石蜡涂抹三腔管前端和气囊表面。预估三腔管插入深度，即用三腔二囊管测量从前额发际至胸骨剑突的距离。

[操作步骤]

1. 将三腔二囊管从选定的鼻孔缓慢插入，当插入 14 ~ 16 cm，到达咽喉部时，嘱病人做吞咽动作，使三腔二囊管顺势插入，直至达预定插入深度，一般插入 50 ~ 60 cm。

2.用注射器从胃管内抽吸胃液，抽出胃液证明三腔二囊管已插入胃内。

3.再用注射器向胃气囊内注入空气 150～200 ml，使胃囊充气，随即用止血钳夹闭此管腔。然后将三腔二囊管轻轻向外牵拉，感到有中等弹性阻力时，表示胃囊已成功压迫于胃底部。

4.适度拉紧三腔二囊管，在三腔二囊管末端系上牵引绳，通过滑车固定于床头架上进行牵引，以便充分压迫胃底部。牵引重量为 0.5 kg，牵引角度为 45° 左右（顺着鼻腔方向）。

5.经观察仍未能止血者，再向食管气囊内注入空气 100～150 ml，然后用止血钳夹闭此管腔，以充分压迫食管下段的曲张静脉。一般先将胃囊充气压迫观察止血效果，如无活动性出血，则食管囊不必充气。

6.术后严密监护，用作保守治疗或做术前准备。

[**注意事项**]

1.插管时应将气囊内空气抽尽，插管宁浅勿深，先向胃气囊注气，然后再向食管气囊注气。

2.胃囊充气不够，牵拉不紧，是压迫止血失败的常见原因，如胃囊充气量不足且牵拉过猛，可使胃囊进入食管下段，挤压心脏，甚至将胃囊拉至喉部，引起窒息。

3. 气囊一般压迫时间为 3～4 天，每隔 12 小时应将气囊放空 10～20 分钟，如继续出血可适当延长压迫时间，出血停止 12～24 小时后，放气再观察 12～24 小时，如无出血可拔管。

4. 拔管前先服液状石蜡 20～30 ml，拔管时尽量将两气囊内的气体抽出，如为双囊压迫，应先抽出食管囊的气体，再抽出胃囊的气体。

第十四节　导尿术

[目的]

1. 为尿潴留病人排出尿液，解除痛苦。

2. 便于正确记录尿量、测尿比重，以密切观察病情变化。

3. 排空膀胱，避免术中误伤。

4. 为有血尿或脓尿的病人冲洗膀胱。

5. 某些泌尿疾病手术后留置尿管，可便于引流和冲洗，减轻手术切口张力，促进切口愈合。

6. 保持会阴部有伤口病人的局部清洁、干燥。

7. 为尿失禁病人进行膀胱功能训练。

8. 进行膀胱测压或造影。

9. 留取未受污染的尿液标本用作细菌培养。

[评估病人]

1.了解病人临床诊断、病情、导尿目的，有无禁忌证及需要尿管的型号等。

2.评估病人意识状态、生命体征、心理状态。

3.评估膀胱充盈度及会阴局部情况（解剖、有无损伤等情况）。

4.评估病人对导尿的理解与合作程度。

[护士与患者准备]

1.护士准备：着装整洁，修剪指甲，洗净双手，戴口罩。

2.病人准备：仰卧位。

[用物准备]

一次性无菌导尿包：内有会阴初步消毒包（一次性手套1只、一次性镊子1把、消毒棉球10余个）、导尿盘（内有无菌手套1双、一次性弯盘2只、盘内装有洞巾1张、适宜型号的Foleys尿管1根、无菌液状石蜡棉球1个、消毒棉球4个、纱布1张、一次性镊子2把、一次性尿袋1个、标本瓶1个、10 ml无菌注射器内有无菌生理盐水10 ml）、小橡胶单及治疗巾（或一次性尿布）、弯盘1个、安全别针1个。

另备治疗车1辆、屏风1个、便盆1个、便盆巾1张、浴巾1条、一次性手套1双（整理用物时用）。

[环境准备]

关闭门窗，屏风遮挡，保护隐私。

[操作步骤]

表 2.2　男病人导尿操作

	操 作 步 骤	要点与原则
1	备齐用物携至病人床旁，核对病人	用物必须严格无菌，按无菌操作进行，避免感染的发生。应选择合适的尿管，尿管过粗易损伤黏膜，过细不利于引流
2	关好门窗，请出病人探视者，解释清楚导尿目的、注意事项	问候病人，减少病人不安、保护病人隐私、避免受凉，消除其顾虑，取得合作
3	移床旁椅于操作同侧床位，将便盆放在床旁椅上，屏风遮挡病人	方便操作
4	站在病人右侧，征求病人意见，帮助病人采取仰卧位；帮助病人脱去对侧裤腿，盖在近侧腿部，再盖上浴巾，对侧腿用盖被遮盖	保暖，避免过多暴露病人，保护病人自尊
5	协助病人两腿屈曲外展，暴露会阴	方便操作
6	将小橡胶单和治疗巾（或一次性尿布）垫于病人臀下，初步消毒用物放在病人两腿之间，弯盘放在病人外阴旁，进行初步消毒	防止床单污染，便于操作

144

续表

操作步骤	要点与原则
7 左手戴手套,右手持镊子夹取消毒棉球初步消毒阴阜、阴茎、阴囊,左手用无菌纱布裹住阴茎将包皮向后推暴露尿道外口,自尿道口向外旋转擦拭尿道口、龟头及冠状沟数次;污棉球和用后手套放在弯盘内,移至床尾(打开一次性导尿包外层,可有初步消毒用物)	每个棉球限用1次,由外向内、自上而下消毒
8 在病人两腿之间按无菌操作打开导尿包,用无菌持物钳取无菌纱布放在无菌区域内,再暴露小药杯,倒消毒液于药杯内,浸湿棉球(一次性导尿包省去该步骤)	嘱病人勿移动肢体,以免污染
9 戴无菌手套,铺洞巾,使洞巾和治疗巾形成一无菌区	扩大无菌区,利于无菌操作
10 按操作顺序排好用物,用润滑油润滑导尿管前段,以止血钳夹闭导尿管末端,将导尿管末端置于消毒弯盘内	润滑尿管可减轻尿管对尿道黏膜的刺激和插管时阻力
11 左手用无菌纱布裹住阴茎并提起,使之与腹壁成60°角,将包皮向后推,暴露尿道口,右手持镊子夹取消毒棉球,消毒尿道口、龟头及冠状沟数次;污棉球、小药杯及消毒用镊子放置在床尾弯盘内	每个棉球只用一次,避免已消毒的部位污染,按内—外—内的顺序,自上而下,依次消毒;消毒尿道口时停留片刻,使消毒液充分与尿道口黏膜接触

续表

	操 作 步 骤	要点与原则
12	左手继续固定阴茎，右手将无菌治疗碗或弯盘移至洞巾口旁，用另一镊子夹尿管对准尿道口轻轻插入 15 ~ 20 cm，见尿后再进 1 ~ 2 cm，固定导尿管，将尿液引入弯盘内（或穿过洞巾接上尿袋）；若为气囊导尿管，见尿后再进 7 ~ 10 cm，以保证球囊完全进入膀胱	嘱病人张口呼吸，减轻腹肌和尿道括约肌紧张，便于插管；插管动作轻稳，避免黏膜损伤；如果尿管误入阴道或尿管滑出疑有污染，应更换尿管
13	若需做尿培养，用无菌标本瓶接取中段尿 5ml，盖好瓶盖，放置合适处	避免遗忘、丢失或污染
14	如弯盘内接满尿液，用血管钳夹住尿管，将尿液倒入便盆内，再打开尿管继续放尿。注意观察病人的反应和感觉(如使用尿袋可持续放尿)	对于膀胱高度膨胀又极度虚弱的病人，第一次放尿不得超过 1 000 ml；注意观察尿液的性状、颜色、量
15	导尿完毕，若无留置尿管需要，则轻轻拔出尿管撤下洞巾，擦净外阴，脱下手套放在弯盘内，撤出病人臀下小橡胶单和治疗巾（或一次性尿布）放治疗车下；协助病人穿好裤子，整理床单位	拔管动作轻柔，避免损伤尿道黏膜；保护病人隐私

续表

	操作步骤	要点与原则
16	导尿完毕，若需留置尿管，向导尿管球囊内注入生理盐水15～20 ml，向外轻拉导尿管有阻力感既可，末端连接引流袋，其余同前	球囊注水时需密切关心病人情况，避免因膀胱充盈引起不适
17	戴一次性手套，清理用物，测量尿量，尿标本贴标签送检	标本及时送检，整理用物戴手套，避免直接接触病人体液
18	征求病人意见，洗手、记录	

表2.3 女病人导尿操作

	操作步骤	要点与原则
1	备齐用物携至病人床旁，核对病人	用物必须严格无菌，按无菌操作进行，避免感染的发生；应选择合适的尿管，尿管过粗易损伤黏膜，过细不利于引流
2	关好门窗，请出病人探视者，解释清楚导尿目的、注意事项	问候病人，减少病人不安、保护病人隐私、避免受凉，消除其顾虑，取得合作
3	移床旁椅于操作同侧床位，将便盆放在床旁椅上，屏风遮挡病人	方便操作

续表

	操作步骤	要点与原则
4	站在病人右侧，征求病人意见，帮助病人采取仰卧位；帮助病人脱去对侧裤腿，盖在近侧腿部，再盖上浴巾，对侧腿用盖被遮盖	保暖，避免过多暴露病人，保护病人自尊
5	协助病人两腿屈曲外展，暴露会阴	方便操作
6	将小橡胶单和治疗巾（或一次性尿布）垫于病人臀下，初步消毒用物放在病人两腿之间，弯盘放在病人外阴旁，进行初步消毒	防止床单污染，便于操作
7	左手戴手套，右手持镊子夹取消毒棉球初步消毒阴阜、大阴唇，再用戴手套的手分开大阴唇，消毒小阴唇和尿道外口；污棉球和用后手套放在弯盘内，移至床尾（打开一次性导尿包外层，可有初步消毒用物）	每个棉球限用1次，由外向内、自上而下消毒
8	在病人两腿之间按无菌操作打开导尿包，用无菌持物钳暴露小药杯，倒消毒液于药杯内，浸湿棉球（一次性导尿包省去该步骤）	嘱病人勿移动肢体，以免污染
9	戴无菌手套，铺洞巾，使洞巾和治疗巾形成一无菌区	扩大无菌区，利于无菌操作

续表

	操作步骤	要点与原则
10	按操作顺序排好用物，用润滑油润滑导尿管前段，以止血钳夹闭导尿管末端，将导尿管末端置于消毒弯盘内	润滑尿管可减轻尿管对尿道黏膜的刺激和插管时阻力
11	左手拇指、示指分开并固定小阴唇，右手持镊子夹取消毒棉球，消毒尿道口、两侧小阴唇、再次消毒尿道口；污棉球、小药杯及消毒用镊子放置在床尾弯盘内	每个棉球只用一次，避免已消毒的部位污染，按内—外—内的顺序，自上而下，依次消毒；消毒尿道口时停留片刻，使消毒液充分与尿道口黏膜接触
12	左手继续固定小阴唇，右手将无菌治疗碗或弯盘移至洞巾口旁，用另一镊子夹尿管对准尿道口轻轻插入4～6cm，见尿后再进1～2cm，固定导尿管，将尿液引入弯盘内（或穿过洞巾接上尿袋）；若为气囊导尿管，见尿后再进7～10cm，以保证球囊完全进入膀胱。	嘱病人张口呼吸，减轻腹肌和尿道括约肌紧张，便于插管；插管动作轻稳，避免黏膜损伤；如果尿管误入阴道或尿管滑出疑有污染，应更换尿管
13	若需做尿培养，用无菌标本瓶接取中段尿5ml，盖好瓶盖，放置合适处	避免遗忘、丢失或污染

续表

	操 作 步 骤	要点与原则
14	如弯盘内接满尿液,用血管钳夹住尿管,将尿液倒入便盆内,再打开尿管继续放尿。注意观察病人的反应和感觉(如使用尿袋可持续放尿)	对于膀胱高度膨胀又极度虚弱的病人,第一次放尿不得超过 1 000 ml;注意观察尿液的性状、颜色、量
15	导尿完毕,若无留置尿管需要,则轻轻拔出尿管撤下洞巾,擦净外阴,脱下手套放在弯盘内,撤出病人臀下小橡胶单和治疗巾(或一次性尿布)放治疗车下;协助病人穿好裤子,整理床单位	拔管动作轻柔,避免损伤尿道黏膜;保护病人隐私
16	导尿完毕,若需留置尿管,向导尿管球囊内注入生理盐水 15 ~ 20 ml,向外轻拉导尿管有阻力感既可,末端连接引流袋,其余同前	球囊注水时需密切关心病人情况,避免因膀胱充盈引起不适
17	戴一次性手套,清理用物,测量尿量,尿标本贴标签送检	标本及时送检,整理用物戴手套,避免直接接触病人体液
18	征求病人意见,洗手、记录	

[简要步骤]

查对→解释→准备体位→暴露尿道口→垫橡胶单和治疗巾→戴手套→初步消毒尿道口→污弯盘移至床位→打

开导尿包→戴无菌手套（非一次性导尿包需先准备消毒液）→铺洞巾和治疗巾→摆好包内用物、润滑尿管→分开小阴唇、消毒尿道口→用另一镊子夹起尿管→插入尿道→见尿后再进 1 cm →留取尿标本→引流尿液（弯盘引流或接尿袋）→观察病人反应→拔出尿管（或球囊注水固定）→协助病人穿裤→整理用物、测尿量→征求意见→记录。

[整理用物]

1. 医用废弃物应分类放置。

2. 重复使用物品按要求处置。

[护理指导]

1. 指导病人不可使尿袋高于膀胱，防止尿液逆流。

2. 指导病人妥善固定尿管，避免过度牵拉尿管，避免尿道损伤。

3. 指导病人不要随意打开引流系统接头，以保持系统密闭，减少污染的机会。

4. 指导病人用温盐水清洗尿道口，保持尿道口清洁，防止逆行感染。

5. 指导病人观察尿道口分泌物颜色、性状，有无肉眼血尿、脓尿，如有异常应立即通知护理人员。

6. 指导病人多饮水，保持饮水量 2 500 ml/d，以达到冲洗膀胱、尿道的目的，预防泌尿系感染。

[注意事项]

1.严格执行无菌技术及消毒制度，防止医源性感染，导尿管一经污染或拔出均不得再使用。

2.插入、拔出导尿管时，动作要轻、慢、稳、切勿用力过重，以免损伤尿道黏膜。

3.对膀胱高度膨胀且又极度虚弱的病人，第一次导尿量不可超过1 000 ml，以防大量放尿，导致腹腔内压突然降低，大量血液滞留于腹腔血管内，造成血压下降，产生虚脱，亦可因膀胱突然减压，导致膀胱黏膜急剧充血，引起血尿。

4.留置导尿时，应经常检查尿管固定情况，确认尿管是否脱出。

5.每隔5～7日应更换尿管一次，再次插入前应让尿道松弛数小时。

第十五节 动、静脉穿刺术

[适应证]

1.动脉穿刺术

（1）严重休克需急救的病人，经静脉快速输血后情况未见改善，需经动脉提高冠状动脉灌注量及增加有效血容量。

（2）麻醉或手术期以及危重病人持续监测动脉血压。

（3）施行特殊检查或治疗，如血气分析、选择性血管造影和治疗、心导管置入、血液透析治疗等。

2. 静脉穿刺术

（1）需长期输液而外周静脉因硬化、塌陷致穿刺困难者。

（2）需行肠道外全静脉营养者。

（3）危重病人及采血困难病人的急症处理。

（4）中心静脉压测定。

[动脉穿刺术（以桡动脉为例）]

1. 准备必需物品（清洁盘、动脉穿刺包、穿刺针、肝素生理盐水冲洗液、加压装置），核对病人，向病人交代操作目的，取得病人配合。戴帽子、口罩。

2. 病人取仰卧位，暴露局部肢体，选取准备穿刺的桡动脉，腕下垫纱布卷，背伸位。

3. 用肝素生理盐水冲洗注射器。常规皮肤消毒2~3遍。

4. 戴无菌手套，铺无菌洞巾。

5. 穿刺点定位：左手示指和中指在桡侧腕关节上2 cm动脉搏动明显处，固定欲穿刺的动脉。

6. 右手持注射器，在左手示指和中指间垂直或与动脉走向呈 40° 角刺入。如见鲜红色血液直升入注射器，表示穿刺成功。

7.抽取所需用量的动脉血，快速拔出注射器，确认没有气泡后立即将注射器针头插入软木塞或橡皮塞。

8.局部压迫穿刺点不得少于 5 分钟，穿刺点覆盖辅料，标本送检。

9.收拾操作用物，帮助病人穿好衣物，取舒适体位。

[静脉穿刺术（以肘部静脉为例）]

1.准备必需物品（清洁盘、静脉穿刺包、止血带），核对病人，向病人交代操作目的，取得病人配合。戴帽子、口罩。

2.采血肢体放置妥当，暴露采血部位。

3.扎止血带：选择穿刺部位，在穿刺点近心端扎止血带。

4.用消毒棉球对静脉穿刺区域由内向外消毒 2 ~ 3 遍。

5.左手固定穿刺部位皮肤，右手手持注射器，示指固定针栓。

6.在预定穿刺点穿刺，针头斜面向上，穿刺针向静脉近心端呈 30° ~ 45° 角缓慢刺入，沿静脉走向滑向静脉。见到回血后，再沿静脉方向进针少许。

7.若未能抽出血液则先向深部刺入，采用边退针边抽吸直至有血液抽吸出为止；或者调整穿刺方向、深度或重新穿刺。

8. 固定针头，抽取所需血液。

9. 左手松开止血带，迅速拔针，消毒棉球压迫止血3～5分钟，穿刺点覆盖辅料。标本送检。

10. 收拾操作用物，帮助病人穿好衣物，取舒适体位。

[注意事项]

1. 术前做好解释、说明，消除患者顾虑。

2. 动脉穿刺不用止血带，静脉穿刺需用止血带。

3. 穿刺后妥善压迫止血，防止局部血栓形成，静脉穿刺完毕，记得松开止血带。

4. 严格无菌操作，以防感染。

5. 若穿刺失败，切勿在同一部位反复穿刺，以防损伤血管。

[问答]

1. 动脉穿刺术常用的动脉有哪些?

常用的动脉是桡动脉和股动脉。

2. 浅静脉炎有哪些表现?

局部红肿热痛，沿静脉走行，呈条索状硬化改变。

3. 除四肢浅静脉可供穿刺取血外，还可以在哪些部位穿刺取血?

还可以在股静脉、颈外静脉、颈内静脉等处穿刺取血。

4. 肘部外伤大出血，止血带结扎的适当部位在哪里？

上臂的上 1/3 处。

5. 静脉穿刺时，如果抽出鲜红色血液说明什么情况？此时应该如何处理？

说明可能穿刺到伴行的动脉，应立即拔出穿刺针，并压迫穿刺点至少 5 分钟止血。

6. 股静脉穿刺时，为什么建议斜行穿刺？

为了减少穿刺后局部渗血。

7. 静脉穿刺前，为什么要用止血带？

止血带能阻断静脉回流，可以使静脉扩张，提高穿刺的成功率。

第十六节　胸膜腔穿刺术

[适应证]

1. 诊断性穿刺

（1）鉴别胸腔积液为渗出性还是漏出性。

（2）明确病因诊断或寻找诊断参考。

2. 治疗性穿刺

（1）抽液或抽气，解除压迫。

（2）抽脓引流。

（3）胸腔内注射药物。

［准备］

一次性胸腔穿刺包、小镊子、血管钳、纱布、孔巾、无菌手套、口罩、帽子、胶布、弯盘、盛器、无菌试管、棉签、0.5%碘伏、5 ml和50 ml注射器、2%利多卡因、0.1%肾上腺素。

［抽液法］

1. 患者取坐位面向椅背，两前臂置于椅背上缘，头伏于前臂上，不能起床者可取高坡式仰卧或半坐卧位。

2. 穿刺点为叩诊实音处，一般在肩胛下角线第7～9肋间，腋中线6～7肋间，或通过X线或B超定位。

3. 常规消毒皮肤，戴无菌手套，覆盖消毒孔巾。

4. 用2%利多卡因在穿刺点自皮肤至胸膜壁层区域做局部麻醉。

5. 选适当穿刺针在麻醉处肋上缘缓缓刺入，穿过壁层胸膜后，即将50 ml注射器连接皮管，由助手去除止血钳，术者用注射器抽取积液，吸满后，用止血钳再次夹闭胶管，尔后取下注射器排出液体，如此反复进行，最后计量或送检。

6. 抽液毕拔出针头，覆盖无菌纱布，胶布固定，嘱患者静卧。

[抽气法]

1. 患者取半卧位。

2. 穿刺点为患侧锁骨中线第二肋间或肋前线 4 ~ 5 肋间。

3. 局部消毒及麻醉（同抽液法）。

4. 抽气

（1）注射器直接抽气。

（2）气胸监测压抽气。

[注意事项]

1. 术前做好解释、说明，消除患者顾虑，精神紧张者，可术前给予安定。

2. 操作中密切观察病人反应，如有胸膜过敏反应，立即停止操作，并皮下注射 0.1% 肾上腺素 0.3 ~ 0.5 ml，或进行其他对症处理。

3. 首次抽液、抽气量不超过 600 ml，以后每次不超过 1 000 ml，且抽液不可过快。

4. 严格无菌操作，防止空气进入胸腔。

5. 避免在第 9 肋间以下穿刺，以免损伤腹腔脏器。

[问答]

1. 胸腔穿刺的目的是什么？

（1）诊断性穿刺：确定胸腔内有无液体；通过穿刺液

化验及病理检查,确定积液的性质或病因。

(2)治疗性穿刺:通过抽液或抽气,减轻胸腔内压迫;胸腔内注入药物治疗脓胸、胸膜炎等。

2.为什么胸腔穿刺须从肋骨上缘进针?

因为肋间神经及动、静脉沿肋骨下缘走行,经肋骨下缘穿刺容易损伤血管和神经。

3.为什么胸腔穿刺抽液量,每次不应超过800~1 000 ml?

胸腔穿刺抽液量过多、过快,会使胸腔内压突然下降,肺血管扩张,液体渗出增多,可造成急性肺水肿。

4.胸腔穿刺时出现胸膜反应有哪些表现?如何处理?

胸膜反应表现为头晕、面色苍白、出汗、心悸、胸部压迫感或剧痛、血压下降、脉细、肢冷、昏厥等。出现胸膜反应,应立即停止抽液,让患者平卧。观察血压、脉搏的变化。必要时皮下注射0.1%肾上腺素0.3~0.5 ml,或静脉注射葡萄糖液。

5.为什么胸腔穿刺抽液、抽气,选择穿刺部位不同?

由于重力关系,坐位或半坐卧位时,气体集中在胸膜腔上方,液体则集中在胸腔下部,故抽气时穿刺点选择在胸腔上部,抽液时选择胸腔下部实音明显的部位。

6.胸腔穿刺有哪些并发症？如何处理?

除胸膜反应外，胸腔穿刺尚有血胸、气胸、穿刺口出血、胸壁蜂窝组织炎、脓胸、空气栓塞等并发症。血胸多由于刺破肋间动、静脉所致，如发现抽出血液，应停止抽液，观察血压、脉搏、呼吸的变化。气胸可由于漏入空气所致，量较少时不必处理，明显气胸多由于刺破脏层胸膜所致，可按气胸处理。穿刺口出血，可用消毒棉球按压止血。胸壁蜂窝组织炎及脓胸均为穿刺时消毒不严格引起的细菌感染，需用抗生素治疗，大量脓胸应行闭式引流。空气栓塞少见，多见于人工气胸治疗时，但病情危重，可引起死亡。

第十七节　腹腔穿刺术

腹腔穿刺常用于检查腹腔积液的性质，协助确定病因，或行腹腔内给药，当有大量腹水导致呼吸困难或腹部胀痛时，可穿刺放液减轻症状。

[适应证]

1.诊断性腹穿：腹腔实质脏器破裂、腹腔空腔脏器穿孔、感染性及癌性腹水、不明原因腹水等。

2.治疗性腹穿：大量腹水引发的呼吸困难、腹腔积液引发的腹痛和腹压增高、感染性及癌性腹水等。

[禁忌证]

1. 绝对禁忌证

昏迷、休克及严重电解质紊乱者。

2. 相对禁忌证

（1）有明显出血倾向者，如严重的血小板减少症、凝血功能障碍等。

（2）有肝性脑病先兆者。

（3）妊娠者。

（4）尿潴留未行导尿者。

（5）严重肠管扩张者，如肠麻痹。

（6）腹壁蜂窝织炎患者。

（7）腹腔内广泛粘连者。

[术前评估及准备]

1. 核对病人信息、评估病人的病情、意识状态、合作程度、有无过敏史、有无适应证及禁忌证等情况。

2. 向患者及其家属解释操作的目的、必要性、可能的风险和需配合的事项，签署侵入操作同意书，安慰患者，消除其紧张情绪。

3. 穿刺前嘱患者排空尿，穿刺时避免咳嗽。

4. 穿刺时根据患者情况采取适当体位，如坐位、半坐卧位、平卧位、侧卧位，根据体位选择适宜的穿刺点。

[操作准备]

腹腔穿刺包、无菌手套、5 ml 及 50 ml 注射器、治疗盘、2% 利多卡因、碘伏、棉签或无菌棉球、纱布、胶带、皮尺、腹带、标本容器。

[操作步骤]

1. 部位选择

（1）下腹部正中旁穿刺点：脐与耻骨联合上缘间连线的中点上方 1 cm、偏左或右 1 ~ 2 cm，此处无重要器官，穿刺较安全，且容易愈合。

（2）左下腹部穿刺点：脐与左髂前上棘连线的中 1/3 与外 1/3 交界处，此处可避免损伤腹壁下动脉，肠管较游离不易损伤。

（3）侧卧位穿刺点：脐平面与腋前线或腋中线交点处。此处穿刺多适于腹膜腔内少量积液的诊断性穿刺。

2. 体位参考

根据病情和需要可取坐位、半卧位、平卧位，并尽量使患者舒服，以便能够耐受较长的操作时间，操作前需排尿以防穿刺损伤膀胱。

3. 穿刺术

（1）常规消毒，戴无菌手套，铺无菌洞巾，自皮肤至壁层腹膜以 2% 利多卡因局部麻醉。

（2）穿刺：术者左手固定穿刺部皮肤，右手持针经麻醉处垂直刺入腹壁，待针锋抵抗感突然消失时，提示针尖已穿过腹膜壁层，助手戴手套后，用消毒血管钳协助固定针头，术者抽取腹水，并留样按要求送检。

4.缓慢撤出穿刺针，消毒，覆盖无菌纱布并以手指压迫数分钟，然后包扎固定。

[注意事项]

1.术中密切观察患者，如有头晕、心悸、恶心、气短、脉搏增快及面色苍白等，应立即停止操作，并进行适当处理。

2.放液不宜过快、过多，肝硬化患者一次放液一般不超过 3 000 ml，过多放液可诱发肝性脑病和电解质紊乱。放液过程中要注意腹水的颜色变化，如为血性腹水，仅留取标本送检，不宜放液。大量放液后，需绑腹带适当加压，防止腹压骤降、内脏血管扩张可引起血压下降或休克。

3.放腹水时若流出不畅，可将穿刺针稍作移动或稍变换体位。

4.术后嘱患者平卧，并使穿刺孔位于上方，以免腹水继续漏出。

5.注意无菌操作，以防止腹腔感染。

6.放液前后均应测量腹围、脉搏、血压，检查腹部体征，以观察病情变化。

第十八节 腰椎穿刺术

腰椎穿刺术常用于检查脑脊液的性质,对诊断脑膜炎、脑炎、脑血管病变、脑瘤等神经系统疾病有重要意义,有时也用于鞘内注射药物,以及测定颅内压力和了解蛛网膜下腔是否阻塞等。

[适应证]

中枢神经系统病变而无明显颅内高压者,包括:

1. 脑和脊髓炎症性及变性、脱髓鞘病变的诊断。

2. 脑和脊髓血管性病变的诊断。

3. 脊髓病变需要行脑脊液动力学检查。

4. 需要做脑池造影、气脑造影和脊髓腔造影等特殊检查。

5. 诊断性穿刺测定颅内压力。

6. 鞘内给药。

7. 开颅及椎管手术后蛛网膜下腔出血,可行腰穿释放血性积液,以达到治疗和预防并发症的目的。

[禁忌证]

1. 颅内占位性病变,颅内高压明显,尤其是颅后窝占位性病变或有早期脑疝表现者。

2.病情危重，已处于休克，心力衰竭或多器官功能障碍者。

3.腰椎穿刺处局部感染或脊柱有感染性病变。

4.躁动不安，不合作者。

[准备工作]

器械准备：腰椎穿刺包、口罩、帽子、手套、闭式测压表或玻璃测压管、治疗盘（碘酒、酒精、碘伏或其他许可消毒剂，棉签、胶布、2%利多卡因），需做培养者，准备培养基。

[操作方法]

1.病人取侧卧位，其背部和床面垂直，头颈向前屈曲，屈髋抱膝紧贴腹部，使腰椎后凸，躯干呈弓形，椎间隙增宽，以利进针。特殊情况下也可取坐位进行穿刺，患者前躬，双臂交叉置于椅背上，使脊柱明显后凸。

2.确定穿刺点：通常选用腰椎 3 ~ 4 间隙，体表定位为髂后上棘连线与后正中线的交会处，做好标记，有时也可在上一或下一腰椎棘突间隙进行。

3.常规消毒，打开穿刺包，戴无菌手套检查器械，铺无菌洞巾，用 2% 利多卡因自皮肤到棘间韧带做局部麻醉。

4.术者用左手拇指尖紧按住两个棘突间隙的皮肤凹陷，右手持穿刺针，于穿刺点刺入皮下，使针垂直于脊背平面或略将针尖向头端倾斜并缓慢推进，当针尖穿过黄韧带和硬脊膜时可感到阻力突然减低，又称"有突破感"，此时可能针已进入蛛网膜下腔，否则可再进少许，成人进针深度为 4 ~ 6 cm，儿童为 2 ~ 4 cm。

5.缓慢拔出针芯（以防脑脊液迅速流出，造成脑疝），可见脑脊液滴出，接测压表（或测压管），让病人双腿慢慢伸直，可见脑脊液在测压表内随呼吸波动，记录脑脊液压力，正常侧卧位脑脊液压力为 80 ~ 180 mmH$_2$O* 或 40 ~ 50 gtt/min。若继做奎施泰特（Queckenstedt）试验，了解蛛网膜下腔有无阻塞，即在测初压后，由助手先压迫一侧颈静脉约 10 秒，再压另一侧，最后同时按压双侧颈静脉。正常时压迫颈静脉后，脑脊液压力立即迅速升高一倍左右，解除压迫后 10~20 秒，迅速降至原来水平，称为梗阻试验阴性，示蛛网膜下腔通畅；若压迫颈静脉后，不能使脑脊液压升高，则为梗阻试验阳性，示蛛网膜下腔完全阻塞；若施压后压力缓慢上升，放送后又缓慢下降，则提示有不完全阻塞。凡有颅内压增高者，禁做此试验。

---

* 1 mmH$_2$O = 9.78 Pa。

6. 取下测压表，用无菌试管接脑脊液 2 ~ 4 ml，送化验室检查，一般一次抽取脑脊液不超过 20 ml。

7. 插入针芯，拔出穿刺针。穿刺点以碘酒消毒后盖以消毒纱布，用胶布固定。

8. 术毕，嘱去枕平卧 4 ~ 6 小时。

[注意事项]

1. 严格掌握禁忌证，凡疑有颅内高压者必须先做眼底检查，如有明显视乳头水肿或有脑疝先兆者，禁忌穿刺。

2. 穿刺时如患者出现呼吸、脉搏、面色异常等症状时，应立即停止操作，并做相应处理。

3. 鞘内给药时，应先放出等量脑脊液，然后再等量置换注入药液。

第十九节　骨髓穿刺术

骨髓穿刺术是采取骨髓液的一种常用诊断技术，其检查内容包括细胞学、原虫和细菌学等方面。

[适应证]

1. 各种白血病诊断。

2. 有助于缺铁性贫血、溶血性贫血、再生障碍性贫血、恶性组织细胞病等血液病诊断。

167

3.诊断部分恶性肿瘤，如多发性骨髓瘤、淋巴瘤、骨髓转移肿瘤等。

4.寄生虫病检查，如找疟原虫、黑热病病原体等。

5.骨髓液的细菌培养。

[禁忌证]

血友病者禁做骨髓穿刺。有出血倾向患者，一般不做骨髓穿刺，特殊情况必须做时，操作时应特别注意。

[准备工作]

器械准备：骨髓穿刺包、手套、治疗盘（碘酒、酒精、棉签、胶布、局部麻醉药等），需做细菌培养者准备培养基。

[操作方法]

1.穿刺部位

①髂前上棘穿刺点，位于髂前上棘后 1 ~ 2 cm 处。

②髂后上棘穿刺点，位于骶椎两侧，臀部上方突出部位。

③胸骨穿刺点，位于胸骨柄或胸骨体，相当于第1、2肋间隙的位置，胸骨厚度约 1.0 cm，其后方是心房和大血管，严防穿通胸骨发生意外，由于其血供丰富，当其他部位穿刺失败时，仍需做胸骨穿刺，才选择此部位。

④腰椎棘突穿刺点，位于腰椎棘突突出处。

2.消毒穿刺区皮肤，解开穿刺包，戴无菌手套，检查穿刺包内器械，铺无菌孔巾。

3. 在穿刺点用1%普鲁卡因做皮肤、皮下、骨膜麻醉。

4. 将骨髓穿刺针的固定器固定在离针尖 1 ~ 1.5 cm 处。用左手的拇指和示指将髂嵴两旁的皮肤拉紧并固定。以右手持针向骨面垂直刺入。当针头接触骨质后，将穿刺针左右转动，缓缓钻入骨质。当感到阻力减少且穿刺针已固定在骨内直立不倒时为止。

5. 拔出针芯，接上无菌干燥的 10 ml 或 20 ml 注射器，适当用力抽吸，即有少量红色骨髓液进入注射器。吸取 0.2 ml 左右骨髓液，作涂片用。如作骨髓液细菌培养则可抽吸 1.5 ml。若抽不出骨髓液，可放回针芯，稍加旋转或继续钻入少许，再行抽吸。

6. 取得骨髓液后，将注射器及穿刺针迅速拔出。在穿刺位置盖以消毒纱布，按压 1 ~ 2 分钟胶布固定。迅速将取出的骨髓液滴于载玻片上做涂片。如做细菌培养，则将骨髓液注入培养基中。

[注意事项]

1. 术前应做凝血功能检查，有出血倾向者应特别注意，血友病患者禁止做骨髓穿刺。

2. 注射器与穿刺针必须干燥，以免发生溶血。

3. 穿刺针头进入骨质后避免摆动过大，以免折断；胸骨穿刺不可用力过猛、过深，以防穿透内侧骨板伤及心脏、大血管。

4. 如做细胞形态学检查抽吸液量不宜过多，以免影响有核细胞增生度判断、细胞计数及分类结果。

5. 骨髓液取出后应立即涂片，否则会很快发生凝固，导致涂片失败。

6. 如穿刺过程中，感到骨质坚硬不能进入髓腔，提示可能是大理石骨病，应做 X 线检查，不可强行操作，以免断针。

第二十节　脊柱损伤的搬运

脊柱损伤造成脊柱稳定性遭受破坏，由于其紧邻脊髓、神经根等重要结构，搬运患者方法错误将导致损伤部位发生相对移位，从而造成脊髓损伤。

[适应证]

明确诊断或怀疑合并脊柱损伤的患者。

[物品准备]

脊柱固定担架、颈托、头部固定器等，必要时可就地取材木板，门板等。

[操作步骤]

一、脊柱损伤固定操作

1. 现场评估：观察周围环境安全后，急救员正面走向伤者表明身份，告知伤者不要做任何动作，初步判断伤情，先简要说明急救目的，再固定伤者，避免加重脊柱损伤。

2. 体位：患者取仰卧位，头部、颈部、躯干位于同一中心直线，脊柱不能屈曲或扭转。

3. 操作方法：用担架、木板或门板搬运，先使伤者双下肢伸直，双手相握放在胸前，将担架放在伤者一侧，三人同时用手平抬伤者头颈、躯干及下肢，使伤者整体平直躺在担架上。颈椎损伤伤员用担架、木板或门板搬运，应另有一人专门托扶住头部，并沿纵轴向上略加牵引。伤者躺到木板上后，急救员用颈托固定颈部，或用沙袋、衣物等放在颈部两侧加以固定。

二、监测与转运

检查固定带，观察患者生命体征，选择合适转移工具，保证病人安全。

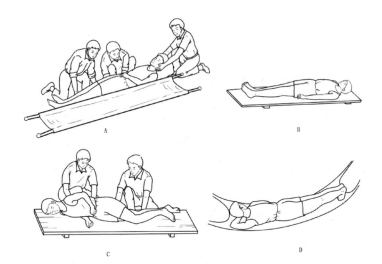

图 2.14 脊柱、脊髓损伤病人正确的搬运方法
A.头颈部轻轻牵引搬运法（对颈椎损伤病人）；B.仰卧位搬运法；
C.滚动搬运法；D.俯卧位搬运法

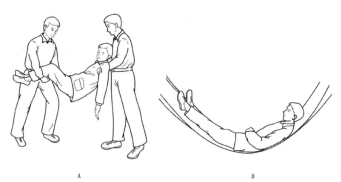

图 2.15 脊柱、脊髓损伤病人错误搬运方法
A.两人抬送；B.软担架运送

[注意事项]

1. 脊柱损伤搬运始终保持脊柱伸直位，严禁弯曲或扭转。

2. 各项抢救措施的重要性排序为：保证环境安全＞维持生命体征平稳（必要时行 CPR）＞处理开放性创伤及严重骨折（创面止血、骨折固定）＞搬运病人。

3. 转运过程中需注意观察生命体征和病情变化，考虑存在高位颈椎损伤患者，应尤其注意其生命体征变化。

第二十一节　四肢骨折现场急救外固定技术

[目的]

1. 避免骨折端在搬运过程中对周围重要组织，如血管、神经、内脏等的损伤。

2. 减少骨折端的活动，减轻病人的痛苦。

3. 便于转运。

[适应证]

明确诊断或怀疑合并四肢骨折患者，无绝对禁忌证。

[物品准备]

木质、铁质、塑料制作的夹板或固定架，或就地取材选用适合的木板、竹竿、树枝、纸板等简便材料，固定用绷带条或布条。

[操作步骤]

1. 确定是否存在开放骨折。若存在，先进行临时包扎止血，然后再进行骨折固定。

2. 明确骨折的部位。明确骨折部位以后，检查患者的末梢血运情况，触摸患者远端动脉搏动情况，测量患者的体温情况。

3. 对患者进行临时固定。使用 2 ~ 4 块夹板分别放在肢体内外侧及前后侧。若夹板与肢体之间存在缝隙，可以使用棉垫及敷料进行填充。用 3 条成条绷带将夹板上下两端固定，押绑顺序为先绑两端再绑中间。如胫骨骨折，先绑胫骨结节平面和踝关节平面，再绑胫骨中段平面，这样是为了避免形成"喇叭形"而造成固定不牢固。绷带活动度以能上下活动 1 cm 为宜，上肢固定时需使肘关节屈曲90°，悬吊固定。

4. 固定四肢骨折时应露出肢指端，以便随时观察血液循环情况，如有苍白、淤斑、发冷、麻木等表现应立即松开，重新固定，以避免造成肢体缺血坏死。若无任何可利用材料时，上肢骨折可将患肢固定于胸部，下肢骨折可将患肢与对侧健肢捆绑固定，初步固定后迅速转运。

[并发症]

1.固定过紧，造成患肢缺血或者导致明显肿胀、缺血，肢体加重缺血乃至坏死。

2.局部软组织压迫，造成骨质突起部位形成压疮。

3.固定不牢固造成骨折断端移位加重，致周围软组织损伤，损伤周围血管神经。

[注意事项]

1.闭合性骨折患者急救时，不必脱去患肢的衣裤和鞋袜，以免过多搬动患肢，增加疼痛，如果患肢肿胀严重，可以用剪刀将患肢衣袖和裤脚剪开，以减轻压迫。

2.骨折有明显畸形，并有穿破软组织或附近重要血管神经的危险时，可适当牵引患肢，使之变直后，再行固定。

3.开放骨折创口使用无菌敷料包扎后再行固定，如果骨折端已经戳出伤口并已污染，又未压迫重要神经血管者，不应将其复位，以免将污物带到伤口深处，应使用无菌敷料覆盖固定后，送至医院清创，再行复位。

4.使用止血带压迫止血时，需要记录使用时间，并与后续医务人员做好交接，密切观察肢体远端血供，定时松止血带，防止肢体缺血坏死。

第二十二节　心肺复苏

[适应证]

1.已知的心跳停止、室颤或无脉性室速。

2.突发的意识丧失，大动脉搏动不能触及。

3.公共区域倒地，呼之不应；

4.其他由医务人员判断的"停跳前"状态。

[心肺复苏的启动]

1.心肺复苏的启动

（1）对于已知的心跳停止（如连接监护仪）等，可直接启动 CPR。

（2）对于其他场景的突发意识丧失，应采用标准的拍打双肩，两侧耳旁呼唤等方式确认意识状态，医务人员应判断大动脉搏动及呼吸情况（判断时间不超过 10 秒）。

2.确认环境安全并呼救。

3.开始按压

（1）根据最新指南，按压的重要性高于气道的开放，任何时候都不应延误按压。

（2）按压的具体技术要点见下文。

4.寻求心电监护和建立高级气道。

[心肺复苏的质量——成人]

1. 患者应放置于硬质地面或床面，按压部位为两乳头连线中点，一手掌根部在下，另一只手握于或放于其上，手肘伸直。

2. 用力（深度至少 5 cm）并快速（100 ~ 120 次 / 分钟）按压，并让胸廓完全回弹。

3. 尽量减少按压的中断。

4. 避免过度通气。

5. 每 2 分钟更换一次按压人员，如出现疲劳，可尽早更换。

6. 如未建立高级气道，按压 – 通气比例为 30 ∶ 2。

7. 如果舒张压小于 20 mmHg，应设法改进按压质量。

[心肺复苏的质量——儿童]

1. 根据患儿年龄体重，分别可选择单掌按压、双手环抱式拇指按压、两指 / 三指按压等方式。

2. 用力快速（100 ~ 120 次 / 分钟）按压（≥ 1/3 胸部前后径），保证胸廓完全回弹。

3. 尽可能减少按压的中断次数。

4. 避免过度通气。

5. 每 2 分钟更换一次按压人员，如出现疲劳，可尽早更换。

6.若没有高级气道，则采用 15 ： 2 的按压 – 通气比。

[电除颤]

1.成人双向波推荐初始剂量为 120 ～ 200 J，如果未知，请使用可获得的最高能量。第二次和其后的能量应于初始剂量相当，可考虑更高能量。

2.儿童初始点击 2 J/kg，第二次 4 J/kg，后续 ≥ 4 J/kg，最大 10 J/kg 或成人剂量。

[高级气道]

1.高级气道指气管插管或声门上高级气道。

2.使用高级气道时成人或儿童通气频率均为 1 次 /6 秒。

第二十三节　简易呼吸器的使用

[适应证]

1.急性呼吸衰竭时出现呼吸停止或呼吸微弱经积极治疗后无改善，肺通气量明显不足者。

2.慢性重症呼吸衰竭，经各种治疗无改善或有肺性脑病者。

3.麻醉期间的呼吸管理。

4.需要临时替代呼吸机，包括转运患者时。

5. 行心肺复苏时。

[准备工作]

1. 评估患者状态：病人有无自主呼吸及呼吸型态，呼吸道是否通畅，有无义齿，病人的年龄、体重等。

2. 物品：简易呼吸器（呼吸囊、呼吸活瓣、面罩、固定带）、氧气装置、氧气连接管、手套、记录单。

[操作流程]

1. 患者去枕仰卧。

2. 连接面罩、呼吸囊，与氧气源连接，调节氧气流量 5 ～ 10 L/min（供氧浓度为 40% ～ 60%）使储气袋充盈。

3. 开放气道，清除上呼吸道分泌物和呕吐物，松解病人衣领等，操作者站于病人头侧，使患者头后仰，托起下颌。

4. 面罩紧扣病人口、鼻部，并用一手固定面罩，左手拇指和食指将面罩紧扣于患者鼻部，中指、无名指和小指放在病人耳垂下方下颌角处，将下颌向前上托起，用右手挤压气囊。如果患者已经行气管插管或气管切开，应先将痰液吸净、气囊充气后再连接简易呼吸器。

5. 以每分钟 12 ～ 16 次的频率有规律地挤压呼吸气囊。

6. 评价效果

a）患者胸廓起伏。

b）面色、口唇是否红润。

c）脉搏氧饱和度是否改善。

d）呼吸器活瓣工作情况。

e）透明面罩内（无气管插管时）或气管插管内壁有无雾气。

[注意事项]

1. 选择合适的面罩。

2. 连接紧密避免漏气。

3. 如无氧源，应将储气袋、连接管去掉。

4. 气管插管 / 切开时，应除去面罩后连接。

5. 挤压球囊不宜用力过度，通常挤压呼吸囊 1/3 ~ 1/2。

6. 简易呼吸器需定时检修维护。

7. 患者有自主呼吸时，应配合呼吸运动，在吸气的同时进行按压。

第二十四节 穿、脱隔离衣

[目的]

保护工作人员和病人，防止病原微生物播散，避免交叉感染。

[穿隔离衣]

1. 穿隔离衣前要戴好帽子、口罩，取下手表，卷袖过肘，洗手。

2.手持衣领,从衣钩上取下隔离衣,将清洁面朝向自己,有腰带的一面向外。

3.将衣服向外折,对齐肩缝,露出肩袖内口。

4.一手持衣领,另一手伸入袖内并向上抖,注意勿触及面部,拉衣领使手露出。换手持衣领,同法穿好另一袖。

5.两手持衣领顺边缘由前向后,在领后扣好领扣,然后扣好袖口或系上袖带。

6.解开腰带,从腰部向下约5 cm处,自一侧衣缝处,将隔离衣后身部分向前拉,见到衣边捏住,依同法将另一侧衣边捏住,两手在背后将两侧衣边对齐,向一侧按压折叠,以一手按住,另一手将腰带拉至背后压住折叠处,在背后交叉,回到前面打一活结,系好腰带。

[脱隔离衣]

1.解开腰带,将腰带牵至身前,在前面打一活结。

2.解开袖口,在肘部将部分袖管塞入袖内,暴露前臂。

3.消毒双手,从前臂至指尖顺序刷洗两分钟,清水冲洗,擦干。

4.解开衣领。

5.一手伸入另一侧袖口内,拉下衣袖过手(用清洁手拉袖口内的清洁面)。再用遮盖着的手在外面拉下另一衣袖。

6.两手在袖内使袖子对齐，双臂逐渐退出。

7.双手持衣领，将隔离衣两边对齐，挂在衣钩上。如隔离衣挂在半污染区，则清洁面向外。如隔离衣挂在污染区，则污染面向外。

[注意事项]

1.隔离衣长短要合适，如有破洞应补好。穿隔离衣前，准备好工作中一切需用物品，避免穿了隔离衣到清洁区取物。

2.穿隔离衣时，避免接触清洁物，系领子时，勿使衣袖触及面部、衣领及工作帽。穿着隔离衣，须将内面工作服完全遮盖。隔离衣内面及衣领为清洁区，穿脱时，要注意避免污染。

3.穿隔离衣后，只限在规定区域内进行活动，不得进入清洁区。

4.挂隔离衣时，不使衣袖露出或衣边污染面盖过清洁面。

5.隔离衣应每天更换，如有潮湿或被污染时，应立即更换。